# MOJE SMOKI NA DOBRE I ZŁE

Projekt okładki
Paweł Panczakiewicz/PANCZAKIEWICZ ART.DESIGN

Zdjęcie na okładce
Bartek Molga

Redakcja
Sylwia Frołow

Korekta
Agnieszka Gzylewska

Skład
Tomasz Erbel

**Wydawca**
**Czerwone i Czarne Sp. z o.o. S.K.A.**
**Rynek Starego Miasta 5/7 m. 5**
**00-272 Warszawa**

Druk i oprawa
Toruńskie Zakłady Graficzne
„Zapolex" Sp. z o.o.
ul. gen. Sowińskiego 2/4
87-100 Toruń

Wyłączny dystrybutor
Firma Księgarska Olesiejuk Sp. z o.o. sp. j.
ul. Poznańska 91
05-850 Ożarów Mazowiecki
www.olesiejuk.pl

firma księgarska
fk
J&K Olesiejuk

ISBN 978-83-7700-290-2

Warszawa 2017

*Książkę wydrukowano na papierze Creamy 80 g vol. 2.0*
*dostarczonym przez Zing Sp. z o.o.*

ZiNG
www.zing.com.pl

JERZY STUHR

# Moje smoki na dobre i złe

Warszawa 2017

# Wstęp

Proszę Państwa – zacznę od smoka. Kiedy w 2012 roku wychodziłem z choroby nowotworowej, kończyłem pisać dziennik, później wydany pod tytułem *Tak sobie myślę...* Pod datą 30 kwietnia zanotowałem wówczas taki oto apel: „Drogi Czytelniku, zamieniaj się pomału w mego Drogiego Widza. Jest prawie maj! Tak jakeśmy sobie z moją żoną Basią przyrzekli, że do maja Jerzy pokona smoka". To był smok choroby – najgroźniejszy ze wszystkich smoków, z którymi przyszło mi się w życiu zmagać. Choć było ich więcej. Jak pisał ksiądz Benedykt Chmielowski: „Smoka pokonać trudno, ale starać się trzeba"[1]. Zwłaszcza kiedy ma się na imię Jerzy.

Proszę Państwa – a teraz przejdę do Triestu. W stanie wojennym podpisałem świetny kontrakt z Teatro Stabile w Trieście. Mogłem nawet

1 Benedykt Chmielowski, *Nowe Ateny*, Lwów 1745.

wybierać, w jakiej walucie chciałbym mieć płaconą gażę: w lirach, markach czy dolarach. Z Krakowa do Triestu jest zaledwie tysiąc kilometrów, można dojechać. Żona jednak powiedziała „nie”... Dla Basi Triest to był Zachód z niepewnością życia artysty. Dla mnie był tylko przeciwległą granicą Mitteleuropy, dokąd jeździli przed wojną moi dziadkowie na wakacje. To nadmorskie miasto zamożnych mieszczan było bowiem jedynym portem monarchii austro-węgierskiej, bramą, przez którą kultura Mitteleuropy wychodziła w świat. Znana jest powszechnie miłość triesteńczyków do kawy. Wokół Piazza Unitá d'Italia wciąż znaleźć można kawiarnie, w których zbierała się kosmopolityczna śmietanka miasta: Włosi, Austriacy, Słoweńcy, Niemcy i Żydzi, wadzący się i dyskutujący naprzemiennie w różnych językach. Rodowity triesteńczyk, Claudio Magris pisał o swoim rodzinnym mieście: „Włoskie miasto, które przeszło przez doświadczenie narodowego zrywu i którego patrioci nosili często nazwiska niemieckiego albo słowiańskiego pochodzenia, podobnie jak w Pradze, gdzie niemieccy nacjonaliści nosili czeskie nazwiska i vice versa”[2]. Od siebie dodałbym – i podobnie jak w Krakowie, gdzie prezydenci nosili austriackie i niemieckie nazwiska, jak Dietl

2 Claudio Magris, *O demokracji, pamięci i Europie Środkowej*, Kraków 2016.

i Friedlein, a najbardziej patriotyczny malarz czeski – Matejko... A więc Triest to kwintesencja Mitteleuropy, po słowiańsku zwanej też Cekanią.

I teraz macie Państwo prawo zadać mi pytanie: „Co ma Mitteleuropa wspólnego ze smokiem?". Francuski mnich z czasów wypraw krzyżowych, Fulko z Chartres, twierdził, że smok ma uszy niczym rogi, ciało jaszczurcze, nogi jak orle pazury, a skrzydła nietoperza. A więc połączenie gada z ptakiem i ssakiem. Idealne zwierzę kosmopolityczne... Zaznaczmy jeszcze, że smoki dzielą się na dobre i złe. Na takie, których należy się bać, i takie, z którymi można się zaprzyjaźnić, a nawet wejść w związek małżeński.

Mitteleuropa miała swojego smoka nacjonalizmów. Ale miała też przyjaznego smoka. Ba, bez niego nie mogłaby przetrwać. Był to smok ironii. Według Magrisa ironia właśnie „zadecydowała o wielkości cywilizacji środkowoeuropejskiej", gdyż „była sztuką omijania własnej jałowości i pokonywania słabości, była poczuciem dwoistości rzeczy, a zarazem ich prawdy, ukrytej, lecz jednej"[3]. Smok ironii miał też brata – smoka tragikomedii. Zrozumieć to może tylko człowiek Mitteleuropy. Kiedy studenci we Włoszech pytają mnie, czy *Matka* Witkacego to komedia, czy tragedia, odpowiadam, że jedno i drugie.

3 Claudio Magris, *Dunaj*, przeł. J. Ugniewska i A. Osmólska-Mętrak, Warszawa 1999.

– Jak to możliwe? – dziwią się. – Albo dell'arte, albo dramaty Szekspira.

– Żeby to zrozumieć – tłumaczę – trzeba wywodzić się z Mitteleuropy.

Od Triestu przez Wiedeń, Pragę po Kraków to się rozumie. I, co najważniejsze – z tym da się żyć! Bo to Kafka i Szwejk w jednym. Franz Kafka zmagający się ze smokiem egzystencji. I wojak Szwejk – żłopiący piwo niczym smok... To we mnie koegzystuje i potrafię z tym żyć. Jako Jerzy walczący ze smokiem choroby, jako Stuhr obłaskawiający smoka inności i jako Osioł będący mężem Smoczycy...

A poza tym – Kraków, moje rodzinne miasto, ma Smoka Wawelskiego. A Triest... Istnieje duże prawdopodobieństwo, że smoki wodne wywodzą się od odmieńców jaskiniowych, czyli gatunku ślepego płaza ogoniastego z rodziny odmieńcowatych. Płaz ten żyje w podziemnych wodach jaskiń krasowych Gór Dynarskich na południu Europy. Szczególnie upodobał sobie basen rzeki Socza w okolicy Triestu... Nazywany jest „ludzką rybą", ze względu na kolor skóry przypominający ludzką skórę. Niewielki płaz, z oczami ukrytymi pod skórą, żyje w ciemnościach na dnie jaskiń. W literaturze siedemnastowiecznej zaczęto go nazywać smoczym niemowlęciem. A więc odmieniec – smok odmienności, zwierzę mitteleuropejskie.

Z wiekiem coraz bardziej uświadamiam sobie, że jestem Mitteleuropejczykiem.

*Jerzy Stuhr*

# Rozdział I

# Najbardziej żal porcelany

Po raz pierwszy poczułem, co to Mitteleuropa, w 1974 roku. Ze Starym Teatrem pojechaliśmy do Wiednia na festiwal teatralny – Wiener Festwochen. Graliśmy *Proces* Kafki. Akurat w tym czasie odbywały się w Niemczech mistrzostwa świata w piłce nożnej. Nasze przedstawienie wypadało w dniu meczu z Argentyną. Z zapartym tchem gapiliśmy się w ekran telewizora, dosłownie do ostatniej chwili przed wejściem na scenę. Janek Nowicki, czyli Józef K., na całe gardło wydzierał się przy każdej bramce. Uściski, łzy radości, fruwające marynary… Obsługujący festiwal nie mogli zrozumieć, że taka szacowna impreza, że taki szacowny teatr i tak poważne przedstawienie, a tymczasem… aktorzy wyją przed telewizorem. No ale jak tu nie wyć, kiedy dla Polski było 3:2!

I wtedy, w tymże Wiedniu, kiedy poszedłem do kawiarni na kawę, kelnerka podała mi ją ze szklaneczką wody. Natychmiast stanął mi przed oczami dziadek Oskar Stuhr, który nie wziął kawy bez szklaneczki wody albo – jak to się nazywało w Krakowie – krachli, czyli oranżady. Jako dzieciak biegałem z syfonami do napełniania, żeby dziadek zawsze miał tę wodę do kawy. Dzisiaj to oczywistość, w każdej kawiarni podają szklaneczkę wody do espresso. Lecz w PRL-u piło się tak zwaną kawę plujkę. A tu, proszę, szklaneczka wody... która nagle coś mi uświadomiła – skąd tak naprawdę jestem. Że moja rodzina pochodzi właśnie z tego kręgu kulturowego.

Czyż z tej historii nie wyziera mitteleuropejski smok ironii? Kafka, mecz i szklaneczka wody...

Ale tak naprawdę wszystko zaczęło się niemal sto lat wcześniej, w 1879 roku – w Dolnej Austrii. Tego właśnie roku moi pradziadkowie wzięli ślub. Leopold Stuhr pochodził z miejscowości Wildendürnbach, jego przyszła żona, Anna Thill, z sąsiedniego Schrattenbergu. Okolice znane były z winnic. Tradycja rodzin pradziadków również wiązała się z uprawą winorośli i produkcją win. Oni jednak mieli opuścić rodzinne strony. Anna dostała posag, Leopold uzbierał trochę oszczędności – i postanowił, że wyjadą. Gospodarstwa Stuhrów i Thillów miały bowiem przejść w ręce ich starszego rodzeństwa.

Dla Anny najpiękniejszym miejscem do zamieszkania i założenia rodziny jawił się Wiedeń. Tam zresztą przebywała część rodziny, w tym wujostwo Ungerowie, do których zjeżdżało się w odwiedziny. Ale praktyczny Leopold wybrał Kraków. Anna po raz pierwszy o tym mieście usłyszała z ust przyszłego męża. Nie wiedziała o Krakowie nic ponad to, że z pewnością nie jest pięknym Wiedniem... Leopold jednak przekonywał, że w tym mieście żyje się coraz zdrowiej, czyściej i ozdobniej, o czym zapewniała rada miejska i krakowski prezydent Józef Dietl na łamach poczytnych pism Cekanii. No i – tak dużo tu kościołów, że uznano Kraków za polski Rzym. Było jeszcze kilka zalet. Zdecydowanie taniej niż w Wiedniu, a jednak przy odpowiednim poziomie życia miejskiego. Dobre szkoły, uniwersytet i gwarancja stabilizacji. Polacy znani byli w całej Europie ze skłonności do wywoływania powstań. Ale Kraków, po traumie powstania z 1846 roku i rzezi galicyjskiej, wybrał inny sposób przetrwania. Tu politykę prowadzili stańczycy – lojalni wobec cesarza konserwatyści. Komuś takiemu jak Leopold, rodowity Austriak, dawało to gwarancję spokojnego, godnego życia.

– Przecież to ta sama Galicja! – przekonywał Annę.

Zjechali niedługo po ślubie. Leopold wynajął apartament w pałacyku Steinkellera przy ulicy św. Tomasza. W głównym budynku pałacyku mieściła się redakcja krakowskiego „Czasu", związanego ze środowiskiem stańczyków. Późniejszy redaktor tego pisma, Rudolf Starzewski, stanie się pierwowzorem Dziennikarza w *Weselu* Wyspiańskiego.

Leopold postanowił zostać restauratorem. Wynajął lokal na rogu ulic Kolejowej i Lubicz, w którym działała nieciesząca się do tej pory dobrą renomą restauracja. Leopold przede wszystkim zmienił menu. Wprowadził sznycel wiedeński i kapustę z grzybami... słowem, postawił na taki dobór potraw, aby zaspokoić przeróżne gusta. No i słusznie – restauracja zaczęła stawać na nogi. Serwowano wódkę i słynne w Krakowie nalewki. Nowością okazały się białe wina, sprowadzane przez Leopolda z rodzinnych okolic. W tym również wina musujące, które damy uwielbiały pić do szarlotki na ciepło.

Kiedy poznałem już rodzinną historię i dowiedziałem się, skąd pochodzą pradziadkowie, po raz pierwszy ruszyłem do Wildendürnbachu i Schrattenbergu. Odnalazłem dom Anny, spróbowałem tamtejszych win. I wtedy ze zdziwieniem stwierdziłem, że tak naprawdę te tereny znam. Bo niejednokrotnie tamtędy przejeżdżałem samochodem w drodze do Włoch. Zawsze w tych okolicach zatrzymywaliśmy się na obiad. Nie znałem niemieckiego, nie byłem Austriakiem, a jednak... To było moje! Ja byłem stąd!

Leopold szybko nauczył się języka polskiego, Anna przyswajała szeleszczącą słowiańską mowę bez skutku. Na świat przyszli kolejno ich trzej synowie – Rudolf, Oskar i najmłodszy Leopold, mój przyszły dziadek. Dla chłopców Kraków był już ich miastem. Lecz wciąż nad rodziną Stuhrów ciążyła pewna niezałatwiona sprawa. Od 1849 roku w całej monarchii austro-węgierskiej obowiązywało prawo posiadania aktu swojszczyzny, czyli Heimatrechtu. Ten akt zapewniał opiekę państwową w przypadku biedy i kalectwa, i zapewniał, że z gminy, w której się mieszka, nie zostanie się wydalonym w chwili dokonania jakiegoś przestępstwa lub podejrzenia o działalność antypaństwową. Najprościej mówiąc: kto miał Heimatrecht, ten był swój... W miejscu urodzenia otrzymać taki glejt można było niejako z automatu. W przypadku osiedlenia wymagano co najmniej dziesięciu lat pobytu, i to wzorowego, oraz nabycia nieruchomości.

Stuhrowie wszystkie te warunki spełnili. A jednak Heimatrechtu wciąż nie mogli otrzymać. Wtedy Leopold zainteresował się Podgórzem – wówczas leżącym po drugiej stronie Wisły osobnym miastem, które zaczęło się prężnie rozwijać. To tam mieściły się kamieniołomy, cementownie i wyrastały fabryki. Na dodatek Podgórze nie było przeludnione, w przeciwieństwie do Krakowa. Chętnie przyjmowano przybyszów z zewnątrz, którzy się całkiem łatwo tu asymilowali. Obok siebie żyli Polacy, Żydzi, Ukraińcy, bez potrzeby tworzenia etnicznych gett. No i wieść niosła, że właśnie budowana elektrownia zagwarantuje całemu

Podgórzu prąd. Leopold zaczął się więc rozglądać za najlepszym miejscem dla rodziny. I upatrzył sobie wystawioną na sprzedaż kamienicę przy ulicy Wiślanej 1, dzisiejszej Celnej. Dwupiętrowa narożna kamienica z poddaszem i parterem, na którym spokojnie można było otworzyć restaurację, zdawała się idealnym lokum. Okna wychodziły na zieleń placu przed kościołem św. Józefa, co dodatkowo przemawiało na korzyść. Więc stało się – Leopold został właścicielem kamienicy. Pięcioosobowa rodzina Stuhrów zajęła pięciopokojowe mieszkanie na pierwszym piętrze.

Pradziadek akt swojszczyzny otrzymał dopiero w 1900 roku, a więc po dwudziestu latach mieszkania pod wzgórzem wawelskim. W 1905 roku wziął udział w wyborach i został radnym Podgórza. Lojalny poddany cesarza i lojalny obywatel swojego miasta, był zwolennikiem kultu pracy – na tym polegała jego ofiara dla ojczyzny. Lubił powtarzać, że najważniejszy jest szacunek do drugiego człowieka, niezależnie od czasów i narodowości. W 1908 roku, złożony nagłą chorobą, zmarł. Pozostawił po sobie dobrze prosperującą restaurację i trzech wykształconych synów. Dwóch starszych na Uniwersytecie Jagiellońskim, najmłodszego na politechnice wiedeńskiej.

Po prababce Annie przetrwała książeczka do nabożeństwa, przywieziona ze Schrattenbergu. Wypisane są w niej imiona i daty urodzenia wszystkich jej sióstr i braci. Przetrwał też portret małżeński Leopolda i Anny, wykonany w pracowni fotograficznej Szymona Balicera tuż po przyjeździe do Krakowa. W czasach studenckich, kiedy grałem w Teatrze STU, przy ulicy Brackiej teatr organizował swoją siedzibę. Każdy z aktorów przynosił coś, czym można byłoby udekorować gabinet dyrektora, Krzysztofa Jasińskiego. Ja przyniosłem portret pradziadków, w ciężkiej złoconej ramie. Wisi w Teatrze STU do dzisiaj.

Mam coś jeszcze po pradziadkach Stuhrach. Co być może jest najcenniejszą pamiątką, bo w niej zawarta jest i miłość małżeńska, i rodzicielska. Jest to porcelanowy różowy serwis z wizerunkami Leopolda i Anny, dokładnie takimi samymi, co na portrecie. Podobno było tak. Na jednym ze spacerów po Rynku Stuhrowie zatrzymali się przed witryną sklepu z porcelaną, gdzie stał serwis z podobizną Franciszka Józefa. I podobno Anna powiedziała, że też chciałaby taki mieć, ale z ich podobizną... W tajemnicy przed żoną pradziadek zamówił serwis, tuż po tym, kiedy urodził się ich pierwszy syn Rudolf, a więc w 1880 roku. Z każdej filiżanki zerka prababka Anna w towarzystwie pradziadka Leopolda z wąsikiem à la arcyksiążę Franciszek Ferdynand. Muzeum w Podgórzu namawia mnie od pewnego czasu, abym udostępnił serwis jako eksponat. Jednak nie potrafię się z nim rozstać.

Historia związku drugich pradziadków, Stefana Iglickiego i Julii Laski, zaczęła się rodzinną burzą. Gdyż byli kuzynami w prostej linii, dziećmi rodzonych sióstr. Prababcia Julia, z ojca Czecha osiadłego na Węgrzech, urodziła się pod Debreczynem, po stronie węgierskiej. Stefan wywodził się z Bochni, a po ojcu odziedziczył znajomość stolarki. Poznali się w czasie wakacji, kiedy to Stefan pojechał do ciotki, pod Debreczyn... Wrócił nieprzytomnie zakochany, oświadczając rodzicom, że albo ta, albo żadna! Dwa lata trwały o to rodzinne utarczki. W końcu za pośrednictwem archiprezbitra Ludwika Bobera, zawiadującego kościołem Mariackim, młodzi kuzynostwo uzyskali dyspensę samego papieża Leona XIII. Mogli wstąpić w związek małżeński.

Początkowo zamieszkali przy ulicy św. Tomasza 8, w wynajętym mieszkaniu. Z czasem urodziły im się trzy córki. Średnia z nich miała na imię Maria... przyszła moja babcia. W niedługim też czasie budynek stał się ich własnością. Iglicccy byli właścicielami sklepu meblarskiego, pracowni tapicerskiej i stolarskiej w tejże kamienicy, która od strony ulicy Sławkowskiej nosiła numer 10. W pracowni wykonywano meble, zwykle na indywidualne zamówienie klientów. A więc zdarzały się i staroświeckie ludwiki, i modne biedermeiery – wedle życzenia. Tu również można było nabyć firany, kotary i tapety. W sumie cały zestaw potrzebny do urządzenia pokoi, gabinetów tudzież salonów.

Pewnego dnia do sklepu Stefana Iglickiego weszła Anna Stuhr. Zamówiła mocno oszkloną serwantkę...

Kiedy padła decyzja, że w setną rocznicę insurekcji kościuszkowskiej we Lwowie zostanie zorganizowana Powszechna Wystawa Krajowa, Stefan rozpoczął starania o możliwość wystawienia tam swoich wyrobów. Wystawić się na największym przeglądzie rzemiosła Cekanii było nie lada wyróżnieniem. Udało mu się! Zaprezentował umeblowanie gabinetu męskiego i małego salonu. No i – przywiózł liczne zamówienia. A w ciągu paru miesięcy otworzył kolejny sklep, we Lwowie.

Pradziadek Stuhr był radnym Podgórza. A pradziadek Iglicki został radnym Krakowa. Różniła ich nie tylko narodowość, lecz także temperament polityczny. Stefan był zdeklarowanym zwolennikiem Józefa Piłsudskiego. Kiedy formowały się Legiony, był już panem w sile wieku. Nie miał syna, którego mógłby oddać w służbę ojczyźnie. Zrobił więc coś innego – ufundował wyekwipowanie pięciuset legionistom. Był także wieloletnim członkiem bractwa kurkowego. W 1924 roku zdobył tytuł króla kurkowego.

Po odzyskaniu przez Polskę niepodległości Stefan prosperował coraz lepiej. W 1920 roku zakupił tereny w podgórskiej Bonarce i założył Fabrykę

Parową Mebli i Wyrobów Budowlanych. Cztery lata później mógł już spokojnie dobudować w fabryce piętro. Jeździł kabrioletem – jednym z pięciu w Krakowie! Za namową zięcia Leopolda, mojego dziadka, zaczął sprowadzać coraz bardziej luksusowe towary – drogie drewno egzotyczne i zamorskie jedwabie. Tymczasem nadszedł kryzys. A potem śmierć córki Marii, która osierociła syna Tadeusza, mojego ojca. W 1932 roku, jak głosi rodzinna legenda, Stefan umarł ze zgryzoty.

Dzisiaj różowy serwis z wizerunkami Anny i Leopolda Stuhrów stoi u mnie w domu w serwantce, którą zakupiła prababcia Anna Stuhr u pradziadka Stefana Iglickiego, a więc przyszła teściowa Marii u przyszłego teścia Leopolda juniora... Jak to się mówi: Kraków jest mały. Towarzyszy temu jeszcze jedna refleksja: rodzinna porcelana przetrwała, bo przetrwało miasto. Mimo strasznej historii XX wieku.

W 1947 roku Czesław Miłosz napisał *Piosenkę o porcelanie*. Zaczyna się tak:

Różowe moje spodeczki,
Kwieciste filiżanki,
Leżące na brzegu rzeczki
Tam kędy przeszły tanki.
Wietrzyk nad wami polata,
Puchy z pierzyny roni,
Na czarny ślad opada

Złamanej cień jabłoni.
Ziemia, gdzie spojrzysz, zasłana
Bryzgami kruchej piany.
Niczego mi proszę pana
Tak nie żal jak porcelany[4].

I tak sobie myślę... że w życiu bywają dziwne zbiegi okoliczności. Prababcia Anna weszła do sklepu pradziadka Stefana, by zamówić serwantkę. Po latach jej syn Leopold został mężem córki Stefana, Marii. A to nie wszystko. Otóż historia przechodzi w Historię.

W 1912 roku w Krakowie przebywał Włodzimierz Lenin. Być może mijał się na ulicach z moimi pradziadkami i dziadkami. Tego też roku zjechał do Lenina w Krakowie Józef Stalin... Potem z Krakowa udał się do Wiednia. Ulubionym miejscem spacerów w Wiedniu był park pałacu Schönbrunn. Raz dziennie przejeżdżał przez niego powozem Franciszek Józef w drodze z pałacu do Hofburga, gdzie urzędował jako cesarz. Podczas pobytu w Wiedniu chodził do parku na spacery Stalin. Być może mijał się z powozem monarchy. Chodził tam również na spacery pewien niedoszły malarz – Adolf Hitler. Jak wiadomo z historii, obaj dyktatorzy nigdy się nie spotkali osobiście. Ale wtedy,

4 Czesław Miłosz, Piosenka o porcelanie, [w:] Poezje wybrane, Wrocław 2013.

w 1913 roku, kto wie, mogli mijać się w wiedeńskim parku. Moi pradziadkowie jeździli do Wiednia, do wujostwa Ungerów. I dziadkowie jeździli. Jako nieletni chłopcy Rudolf, Oskar i Leopold raz w miesiącu byli wsadzani przez matkę do pociągu i na wiedeńskim dworcu odbierani przez ciotkę Ungerową, aby spędzić w stolicy *Wochenende*, czyli weekend. Na spacery do tego parku też chodzili. Kto wie... O marszałku Koniewie mówiło się „ten, który ocalił Kraków". Nie do końca. Ale prawdą jest, że Stalin zapamiętał sobie Kraków i polubił. Ocalało miasto, ocalała rodzinna porcelana. Ironia losu?

Patrząc z takiej perspektywy, można wywnioskować, że na łonie mitteleuropejskiego smoka ironii rodziły się dwa najstraszniejsze smoki tyranii.

Niedawno stłukła się amfora, która przez lata stała na moim biurku. Okno było otwarte, przewrócił ją przeciąg. Moja żona powiedziała:

– No, stłukło się, i co?

A ja byłem zrozpaczony. Bo niczego mi, proszę Państwa, tak nie żal jak porcelany...

# Rozdział II

# Zabawy ze śmiercią

Moim rodzonym dziadkiem był Leopold junior. Nie miałem z nim jednak bliskiego kontaktu. Prawdopodobnie z powodu jego głuchoty i charakteru. Na pierwszej wojnie światowej służył w randze porucznika w artylerii, co spowodowało znaczną utratę słuchu. Był przy tym introwertykiem. Podobnie jak jego najstarszy brat, Rudolf, którego nie mogłem poznać, bo zmarł w kilka miesięcy po moim urodzeniu. Rudolf ponoć był dziwny, skryty, mrukliwy. Sędzia z zawodu, często przesiadywał w samotności w swojej części rodzinnej kamienicy, skupiając się na pracy. Mimo że nie zdążyliśmy się poznać, pozostawiony przez niego w spadku rodzinny smok stał się moim smokiem dzieciństwa. Ale o tym później.

Zdecydowanie najlepszy kontakt miałem ze średnim z braci Stuhrów – Oskarem. Traktowałem go jak swojego dziadka. Zresztą na drugie imię rodzice dali mi Oskar... Zresztą Oskar był mężem mojej prawdziwej babci... Ale po kolei.

Rudolf i Leopold nosili w sobie cechy typowo konserwatywne. Pragmatyczni, rzetelni, z dużym szacunkiem do pracy, w życiu cenili sobie przede wszystkim porządek i przewidywalność. A ich introwertyczność i ponury dystans do świata być może były tą ciemniejszą stroną austriackości. Oskar natomiast wyhodował w sobie mitteleuropejskiego smoka tragikomedii. Bo jak inaczej rozumieć jego życie Kafki podszyte Szwejkiem?

Chodził do renomowanego krakowskiego III Gimnazjum im. Króla Jana Sobieskiego, które po latach przekształcono w II Liceum Ogólnokształcące. Jego szkolnym kolegą był legendarny Arnold Szyfman (wtedy jeszcze Schiffmann), późniejszy inicjator budowy Teatru Polskiego w Warszawie, dzisiaj noszącego jego imię. Arnold okazał się dla Oskara najlepszym kompanem wypadów do teatrów krakowskich i kabaretów. Jako studenci uniwersyteccy byli jednymi z pierwszych widzów Zielonego Balonika, który zaczął dawać przedstawienia w Jamie Michalika. I tam poznali Leona Schillera. Był od nich młodszy, ale się zaprzyjaźnili. Dla nich był Lulkiem – i stał się mistrzem, mimo że młodszy. Szyfman w niedługim czasie powołał własny kabaret, Figliki, w którym zatrudnił Schillera. We trzech uwielbiali szwendać się po mieście i zapuszczać się na Błonia, w charakterystycznych dla młodopolskich artystów pelerynach i kapeluszach. Niestety te wspólne wypady skończyły się dla Oskara bardzo szybko – w 1908 roku. Wtedy to bowiem obaj przyjaciele artyści opuścili Kraków. Szyfman wyruszył do Warszawy, Schiller do Paryża.

Do tej samej klasy gimnazjalnej chodził również Bolesław Drobner, przyszły współtwórca *Manifestu PKWN*, prezydent Wrocławia i poseł na kolejne kadencje Sejmu PRL. Już w szkole wykazywał się silną potrzebą aktywności politycznej. W wieku piętnastu lat wstąpił do partii robotniczej – i tak, przechodząc kolejno przez różne struktury PPS-u, z socjalisty przekuwał się w komunistę. Można powiedzieć, że w kwestii przekonań drogi Oskara i Drobnera rozeszły się w przeciwne strony. W latach trzydziestych Oskar został obrońcą ultranacjonalisty Adama Doboszyńskiego, a Drobner wtedy był sądzony za związki z komunistami. Mimo to po latach znowu się spotkają. O tym jednak później.

Kiedy wybuchła pierwsza wojna światowa, Oskar jako porucznik piechoty został oddelegowany do twierdzy Przemyśl, która była największym zespołem fortyfikacyjnym Austro-Węgier. Ambicją rosyjskich generałów było przebić się przez nią i ruszyć na południe Europy. 14 września 1914 roku rozpoczęli oblężenie twierdzy. W październiku musieli odstąpić. Ale w listopadzie ponownie ruszyli i zakleszczyli twierdzę ze wszystkich stron. Oblężenie trwało 173 dni! Ludzie zaczęli głodować, a głód wywołuje zdziczenie... Pamiętam opowieści Oskara. W marcu 1915 roku podjęto decyzję o przerwaniu oblężenia. Potrzebni byli ochotnicy – Oskar został jednym z nich. Mówił mi, że odwaga jest tylko próbą przezwyciężenia strachu. A więc zgłosił się motywowany strachem przed siłą i okrucieństwem wroga. O świcie ruszył ze swoim oddziałem, przedzierając się po trupach poprzedników. Biegł z pistoletem, w pierwszym szeregu, motywowany tym strachem – w końcu stracił przytomność, ugodzony pociskiem. Ciężko ranny trafił do szpitala. Za odwagę i waleczność otrzymał najwyższe odznaczenie austriackie – Wojskowy Krzyż Zasługi. Ten krzyż w specjalnej gablocie wisi na honorowym miejscu w moim gabinecie.

Odwaga to tylko próba przezwyciężenia strachu – ta maksyma Oskara mówi więcej na temat koszmaru pierwszej wojny światowej niż niejedno opracowanie historyczne. To ta ciemna strona przygód Szwejka:

„Przed przybyciem pociągu osobowego restauracja klasy trzeciej napełniła się żołnierzami i cywilami. Najwięcej było żołnierzy, a należeli oni do różnych pułków i różnych narodowości; zawierucha wojenna zapędziła ich do lazaretów polowych. Odjeżdżali teraz ponownie na front po nowe rany, kalectwa i cierpienia, aby za nie zasłużyć sobie na prosty drewniany krzyż nad grobem. Na krzyżu tym jeszcze po latach wśród smutnych równin wschodniej Galicji trzepotać będzie na wietrze strzęp austriackiej czapki żołnierskiej z zardzewiałym bączkiem, zaś od czasu do czasu usiądzie na niej smutny i postarzały już kruk, wspominający dawne czasy obfitych biesiad, kiedy to przygotowywano dla niego smacznie zastawiony, bezkresny stół, pełen ludzkich trupów i końskiej padliny, kiedy to pod taką właśnie czapką, na której siedzi, znajdowały się najsmaczniejsze kąski – oczy ludzkie"[5].

Oskar ze szpitala wrócił do Krakowa wyleczony fizycznie. Jednak z psychiką nie dawał sobie rady. Trafił więc do sanatorium dla weteranów przy ulicy Wenecja. I tam leczył traumę humorem, przy okazji stając się dla innych weteranów najlepszym terapeutą. Posyłał na przykład ordynansa na niedaleki Rynek Główny, do restauracji Hawełka, po kosz frykasów, fantazyjnie skomponowany ze słodyczy i cytrusów. A potem młodym sanitariuszkom proponował, że ten kosz będzie nagrodą za wygraną w wyścigu. Otóż te młode dziewczyny w białych kitlach musiały biegać wokół klombów przed budynkiem

5 Jaroslav Hašek, *Przygody dobrego wojaka Szwejka*, przeł. Paweł Hulka-Laskowski, Warszawa 2011.

sanatorium. Chętnie biegały, głośno się zaśmiewając, a chorzy kibicowali im z okien.

Oskar został adwokatem – i zaczął mieć poglądy polityczne. Szedł na prawo... coraz mocniej związując się z endekami. Zaczął prowadzić dość wystawne życie i narobił długów, jak to się wtedy mówiło: „Żydzi go na wekslach mieli". Stąd prawdopodobnie to pójście w endecję. Potem była depresja i próba samobójcza...

W 1937 roku został jednym z obrońców Adama Doboszyńskiego, o czym już wspomniałem. Doboszyński zasłynął tym, że jego bojówki w Myślenicach urządziły pogrom, podpalając sklepy żydowskie i synagogę. Proces był głośny na całą Polskę. Adwokaci na tyle skutecznie przedstawili linię obrony, iż ława przysięgłych uniewinniła Doboszyńskiego. W efekcie przez Kraków przetoczyła się fala protestów, a potem władze zlikwidowały sądy przysięgłych na terenach dawnej Galicji. Sprawa trafiła do Trybunału Apelacyjnego, który skazał Doboszyńskiego na trzy i pół roku więzienia. A Oskar został w środowisku uznany za endeka. Bywało, że koledzy z palestry, kiedy wchodził do kawiarni, demonstracyjnie wychodzili.

Mocno niemiła atmosfera, również w rodzinie. Dlatego bracia Stuhrowie uznali, że trzeba go ratować – najlepiej małżeństwem. Tym bardziej że w domu na Celnej żyli sami mężczyźni. Jedyna kobieta, czyli Anna Stuhr, zmarła w 1930 roku. Pozostali: Rudolf – stary kawaler, Oskar – stary kawaler, Leopold – wdowiec i Tadeusz – młody kawaler, jeszcze studiujący. Tak więc bracia przedstawili Oskarowi siedemnastoletnią Niemkę imieniem Elsa. Dwukrotnie od niego młodsza, według prawa polskiego była nieletnia. Ale jako obywatelka Niemiec mogła w tym wieku wyjść za mąż. Małżeństwo przetrwało dwa dni. Tuż po nocy poślubnej Elsa spakowała walizkę i dała nogę. Żeby po czterech latach... Ale o tym później.

Oskar znowu wpadł w depresję – brat Rudolf ze stryczka musiał go odcinać.

Na szczęście zajął się działalnością społeczną. Został jednym z prezesów podgórskiego klubu sportowego „Korona" i wiceprezesem Polskiego Towarzystwa Gimnastycznego „Sokół". No i, podobnie jak wcześniej jego ojciec, został radnym Podgórza. Kiedy naziści napadli na Polskę, natychmiast wstąpił do straży obywatelskiej, obejmując kierownictwo straży dzielnicy Podgórze-Płaszów. Zaczął też pisać pamiętnik. Jako adwokat prawdopodobnie wyczuł, że tylko dokładne, wiarygodne relacje, czynione na gorąco, dają szansę na udokumentowanie tego bestialstwa.

Pierwszy akt bestialstwa nastąpił 6 listopada 1939 roku. Władze okupacyjne urządziły Sonderaktion Krakau. Użyto podstępu wobec czołówki krakowskiej nauki. Na ten dzień kazano rektorowi UJ, profesorowi Tadeuszowi Lehrowi-Sławińskiemu zwołać zebranie wykładowców w Collegium Novum. Mieli podobno wysłuchać niemieckiego stanowiska wobec nauki i szkół wyższych. Do stu sześćdziesięciu sześciu naukowców przemówił Sturmbahnnführer SS Brunon Müller. Oświadczył, że uniwersytet rozpoczął rok szkolny bez zgody władz niemieckich, co jest aktem złej woli, w związku z czym wszyscy zebrani zostaną wywiezieni do obozu koncentracyjnego. Popędzono ich do podstawionych pod uniwersytet ciężarówek. Miasto było w szoku. A naziści planowali kolejny atak – rozprawę z krakowską inteligencją, zgodnie z okupacyjną zasadą, że podbity naród bez czołówki intelektualnej łatwiej poskromić.

Oskar jako prawnik natychmiast zaangażował się w przygotowanie listu odwoławczego. Jednak nie zdążył. 9 listopada gestapo weszło do Komendy Obywatelskiej Straży Obwodowej w Podgórzu, gdzie pełnił dyżur jako były radny. Zabrali go do samochodu, pojechali z nim do domu na rewizję. Niby szukali dokumentów Korony i Sokoła. Tymczasem Oskar najbardziej obawiał się, że znajdą rewolwer ukryty w kanapie. Nie znaleźli. Wyszli, zapowiadając, że następnego dnia ma się zgłosić na przesłuchanie. Po czym stało się coś zaskakującego. Prawdopodobnie gdzieś na górze zapadła decyzja – i jeszcze tego samego dnia został zatrzymany i przewieziony do aresztu na Montelupich. Okazało się, że w ten sposób potraktowano też wielu innych. To była akcja urządzona przed świętem narodowym 11 listopada, powiedzmy, że prewencyjna. Oskar trafił na Montelupich z grupą prawników, lekarzy, nauczycieli, duchownych, artystów...

Wciąż pisał – w co trudno uwierzyć. Siedział w areszcie i skrupulatnie notował kolejne dni, kolejne zajścia za kratami, akty przemocy i poniżenia. Było to możliwe dzięki temu, że współwięzień, Walenty Toczek, były poseł PSL „Piast", dorobił w małej walizeczce Oskara drugie dno, gdzie chował notatki.

Pięćdziesięciu więźniów ulokowano w byłej kaplicy więziennej, teraz przekształconej w celę. Rzucono im na podłogę brudne sienniki. Oskar znalazł sobie miejsce do spania za ołtarzem. Z prostej przyczyny – głośno chrapał, co było dla innych uciążliwe. Oprócz notatek z tego czasu ocalał również portret Oskara, bardzo zręcznie naszkicowany przez malarza Henryka Polichta, który w ten sposób zabijał czas za kratkami. Malował kolejno wszystkich współwięźniów. Dzisiaj portret Oskara wisi u mnie. Aż trudno uwierzyć, że przetrwał Montelupich, kolejne więzienie i... Nie wyprzedzajmy faktów.

W grudniu, dzień przed Wigilią, część więźniów przewieziono do Nowego Wiśnicza.

Bydlęcymi wagonami transportowani byli do Bochni, a stamtąd docelowo piechotą pędzeni jeszcze osiem kilometrów. Niemcy planowali, że ta pierwsza setka stworzy zalążek obozu pracy, czyli *Arbeitslager*. Pierwsze dwa dni spędzili bez posiłku. Natychmiast zostali zagonieni do prac porządkowych, które mieli wykonywać dosłownie gołymi rękami, bo nikt im nie dał narzędzi. Był środek zimy, a im zabrano ich prywatne ubrania i zamieniono na więzienne drelichy – bez wierzchnich kurtek, czapek ani szalików. Godzinami przetrzymywano ich na placu apelowym. Dodatkowym poniżeniem był rodzaj zabawy strażników. Zwykle pijani, kazali im maszerować wokół podwórka więziennego i śpiewać, na przykład „Miała baba koguta...". Pękali przy tym ze śmiechu. Oskar miał szczęście, bo został przydzielony do kuchni, do obierania ziemniaków. Ale przenikliwe zimno i wilgoć celi spowodowały, że więźniów od stóp do głów obsypywały czyraki. Z tego to powodu Oskar na sześć tygodni dostał zakaz pracy w kuchni. Okres leczenia polegał na tym, że przydzielono go do grupy zamiataczy śniegu i wyrąbywania lodu w ściekach... I tak minęły zima, wiosna i nadszedł czerwiec.

Oskar notował: „20 czerwca 1940 roku zbudzono więźniów o świcie i kazano pakować rzeczy. O godzinie dziesiątej przed południem wyprowadzono nas w liczbie około dwustu siedemdziesięciu pod bardzo silną strażą z murów więziennych i rozpoczęliśmy powrotną, ciernistą drogę do Bochni. Dokąd mieliśmy stąd jechać, nikt ani słowem nie zdradził. Byliśmy gnani przez policjantów, a zwłaszcza jednego, jadącego z tyłu na motocyklu, który popędzał nas biczyskiem".

W Bochni wsadzono ich do pociągu, który ruszył do Krakowa. Między więźniami zapanowała radość. W Krakowie pociąg stanął na stacji i wyprowadzono kilku najstarszych profesorów na peron. Oni byli już wolni. Co z resztą? Pociąg ruszył dalej. Oskar przez okno patrzył na swoje miasto, dosłownie kilka przecznic stąd był przecież jego dom... Zobaczył znikający za horyzontem kopiec Kościuszki. Rozpłakał się.

Kolejarze przekazali wiadomość: Jedziemy do Oświęcimia.

Czy ktoś się wystraszył? Ależ skąd! Wręcz na odwrót. Zapanował nastrój euforii. Niedaleko Krakowa, będzie można od rodziny dostawać paczki. To wciąż teren Polski. Nikt jeszcze nie znał tej strasznej nazwy – Auschwitz.

Oskar Stuhr trafił do Auschwitz 21 czerwca 1940 roku. Dostał numer 947. Władysław Bartoszewski jest uważany za jednego z wczesnych więźniów obozu. A został tu przewieziony dokładnie trzy miesiące później i dostał numer 4427.

W dniach 6 i 7 lipca Oskar przeżył (dosłownie!) trwający dziewiętnaście godzin apel po ucieczce więźnia. Na baczność, z ramionami złożonymi z tyłu na karku. Przy każdej próbie opuszczenia rąk bito. Kiedy człowiek upadał, był polewany wodą i bity jeszcze mocniej. Z dwustu pięćdziesięciu sześciu do końca wytrzymało sześćdziesięciu.

A potem nagły zwrot akcji. Zebrano więźniów o niemiecko brzmiących nazwiskach i zaprowadzono do kwatery komendanta, Rudolfa Hössa. Uśmiechy, przywitanie uściskiem dłoni, podano im nawet koniak. Po czym podsunięto Reichlistę do podpisu. Mieli zostać obywatelami Trzeciej Rzeszy. No i? Odpowiedzieli, że muszą się naradzić. Prawdopodobnie naziści musieli spojrzeć na nich jak na idiotów. Tymczasem oni uznali, że wojna wnet się skończy, to nie będą się narażać na oskarżenie o zdradę ojczyzny. Przekazali, że nie. Usłyszeli w odpowiedzi:

– To zdychajcie jak psy!

Od tego czasu pamiętnik Oskara jest już tylko zapisem z piekła.

„Ciało zbite i stłuczone zamieniało się w jedną ciemnozieloną zgniłą masę. Widziało się przez kilka dni te czołgające się do studni szkielety, obmywające z ostatnim wysiłkiem swe krwawe, brudne rany, a zazwyczaj kończące swój okropny żywot pod płotem obozu". I tak dalej, i tak dalej…

Fragmenty jego pamiętnika znajdują się obecnie w Muzeum Historycznym Miasta Krakowa – Fabryka Emalia Oskara Schindlera.

W ciągu kilku tygodni schudł szesnaście kilo. Kiedy nogi mu tak spuchły, że nie był w stanie przejść kilku metrów, został odesłany do obierania ziemniaków, podobnie jak w Wiśniczu. W obieralni poznał wybitnego rzeźbiarza Xawerego Dunikowskiego, numer 774. Aż trudno w to uwierzyć – Dunikowski przebywał w Auschwitz do samego wyzwolenia obozu! Przetrwał tylko dzięki pomocy innych i swoim zdolnościom artystycznym.

Z początkiem sierpnia stał się cud. Któryś z braci Stuhrów, idąc Plantami Dietlowskimi, zobaczył w przejeżdżającym otwartym samochodzie znajomą twarz. To była Elsa, żona Oskara. Niewątpliwie jako Niemka przebywała w Krakowie na zasadach osoby uprzywilejowanej. Bracia zaczęli o nią rozpytywać. Okazało się, że bywa nawet u gubernatora Hansa Franka na Wawelu. W końcu dotarli do niej. Obiecała pomóc w wyciągnięciu Oskara z Auschwitz. Z góry jednak zapowiedziała:

– Ale nie chcę go widzieć!

To akurat nikogo nie zmartwiło. Rudolf z Leopoldem zebrali sporą sumę, którą Elsa przekazała dalej. Po pewnym czasie Stuhrowie zostali wezwani na posterunek gestapo, gdzie wręczono im zwolnienie Oskara.

9 sierpnia numer 947 został wywołany z obieralni ziemniaków.

Esesman warknął:

– Zastrzelę cię, szubrawcze!

Oskar hardo mu się odszczeknął, wychodząc z założenia, że jeśli umierać, to przynajmniej z resztką godności. Strażnik uniósł broń. Oskar pomyślał tylko o tym, żeby być zastrzelonym od razu. Widywał niedostrzelonych kolegów, konających godzinami... co było dodatkową przyjemnością oprawców. Nagle podszedł drugi strażnik i wydał rozkaz, że ma iść się ogolić, bo ogolonego nie może wypuścić. Wypuścić? A gdzie niby wypuścić? Oskar nic z tego nie rozumiał. Po ogoleniu kazano mu przejść do magazynu po odbiór rzeczy. Czy to jakiś okrutny żart? Dotarł ze strażnikiem pod magazyn dwie minuty po piętnastej. Czyli dwie minuty po zamknięciu magazynu. A był piątek. Usłyszał, że cała procedura wstrzymana jest do poniedziałku. Trzy najdłuższe dni jego życia! W nocy nie mógł oka zmrużyć.

W poniedziałek jak zwykle poszedł do obieralni ziemniaków. O 8.30 przyszedł po niego strażnik. Potem badanie lekarskie, które wykazało, że Oskar ma złamane dwa żebra – piekący ból w piersiach miał od czasu, kiedy strażnik poczęstował go kopniakami. Lekarzowi przezornie powiedział, iż złamane były jeszcze przed pobytem w Auschwitz. Słusznie przeczuwał, że gdyby powiedział prawdę, nikt by go na wolność nie wypuścił. Wadliwość serca – podpisał deklarację, że to zaszłość z czasu pierwszej wojny. To samo z problemami wątrobowymi. Ostatecznie uznano, że stan jego zdrowia jest lepszy przy wyjściu z obozu niż przy wejściu. Na koniec musiał podpisać deklarację, iż nie będzie zwalczał narodowego socjalizmu i nie będzie należał do żadnej tajnej organizacji. No i nie będzie podnosił żadnej pretensji z tytułu odszkodowania za utracone zdrowie i utrudnioną możliwość zarobków. Oraz że zachowa całkowite milczenie na temat warunków w obozie.

Ostatni zapamiętany z Oświęcimia obrazek: pociąg rusza, a Oskar przez okno widzi strażnika, który odstawił go na stację. Strażnik spokojnie odchodzi z peronu po rower... Bardzo filmowe.

I znowu się rozpłakał – kiedy z daleka zobaczył kopiec Kościuszki. Ze stacji dojechał na Celną dorożką. Był 12 sierpnia 1940 roku. Po 278 dniach koszmaru Oskar padł w ramiona najbliższych.

I teraz można by zadać pytanie – czy w Auschwitz myślał o samobójstwie? Być może myślał jako o drodze ucieczki, tak zwanym wyjściu awaryjnym. Ale na tym polega paradoks ludzkiego losu: w sytuacji ekstremalnej niedoszły samobójca walczy o życie, na śmierć i życie!

Po powrocie dosyć szybko zaczął odzyskiwać siły. Znowu zajął się działalnością społeczną. Zaczął pełnić obowiązki w Polskim Komitecie Opiekuńczym w Podgórzu, starając się pomóc kolegom więziennym i ich rodzinom. Wysyłał w ich sprawach podania do władz, w tym do gubernatora Franka, trzykrotnie nawet do samego Hitlera. Skutki żadne – ale należało próbować. To był oczywisty obowiązek. Niedługo potem w sąsiedztwie ulicy Celnej Niemcy zaczęli budować getto. Oskar został jednym z tych, którzy dostarczali pomoc Tadeuszowi Pankiewiczowi – jedynemu Polakowi pracującemu na terenie getta. Pankiewicz prowadził aptekę „Pod Orłem" i ratował Żydów.

Obóz koncentracyjny w Płaszowie, a więc znowu w sąsiedztwie domu rodzinnego Stuhrów, zaczęto budować w 1942 roku. Mój ojciec Tadeusz, wówczas dwudziestosześcioletni, chodził na nasyp i obserwował budowę. Kiedy Spielberg miał kręcić *Listę Schindlera*, mój ojciec obawiał się, że Hollywood zrobi z tego zbyt uładzoną bajeczkę. Ale kiedy film obejrzał, skomentował do mnie:

– Spielberg pokazał prawdę. Obóz w Płaszowie tak właśnie wyglądał.

Tuż po wojnie do Oskara jako adwokata zgłosiła się pewna pani – Maria Chorąży. Poszukiwała zaginionego męża Ludwika, który ostatni raz wysłał jej kartkę z datą 25 lutego 1940 roku – ze Starobielska. Podczas pierwszej wojny światowej jako saper austriacki w randze porucznika brał udział w bitwie pod Przemyślem. Tej samej co Oskar. Też był ranny, choć lżej, i trafił do niewoli, gdzie okazało się, że jest cennym nabytkiem jako inżynier, specjalista od budowy mostów. Zaczął tam zarabiać duże pieniądze. Podobno miał też niezwykłe powodzenie u Ukrainek.

– Wiesz, że na tej Ukrainie to go już do ślubu wieźli, ale on z wozu uciekł? – lubiła opowiadać mi Maria Chorąży, która potem została moją babcią. – Bo tak mnie kochał, Juruniu!

W międzywojniu Ludwik został zawodowym oficerem. Stacjonował w koszarach na kopcu Kościuszki. Przy ulicy Kościuszki z rodziną zamieszkał. Bywało, że na noc do domu nie wracał. Miał skłonność do kobiet. A teraz gdzieś wsiąkł, być może znowu jakieś Ukrainki zawróciły mu w głowie... Maria, przez domowników zwana Masią, koniecznie chciała to wyjaśnić. Zresztą całe życie była przekonana, że portki w domu muszą być! Jeśli nie te, to inne. Dlatego musi sobie unormować sytuację matrymonialną.

Kiedy pokazała Oskarowi zdjęcie męża, ten się ożywił, twierdząc, że mężczyzna z fotografii nie jest mu obcy. Że ma dokładnie takie same oczy co ranny żołnierz z pryczy obok, kiedy leżał w szpitalu pod Przemyślem. Rozpoczął poszukiwania. Z całkiem innych powodów niż Masia. Dla niej to był zaginiony mąż, który gdzieś tam mógł sobie nowe gniazdko wić; dla niego zaginiony polski oficer na sowieckiej ziemi. Raz wsunął Marii kopertę, prosząc, aby otwarła w wielkiej tajemnicy. Zrobiła to w domu, pod osłoną nocy. To były wydane we Włoszech przez Oddział Kultury i Prasy II Korpusu *Wspomnienia starobielskie* Józefa Czapskiego. Zaczęła rozumieć.

Tymczasem kontakty z Oskarem nabrały innego wymiaru. On był prawie rozwiedziony, ona prawie wdowa. Na dodatek miała w sobie coś, co jego duszę artystyczną mogło pociągać. Maria jako młoda dziewczyna była uczennicą kursów muzycznych profesor Onyszkiewiczowej, która grywała koncerty w krakowskim radiu z Karolem Szymanowskim. I była nauczycielką Jana Kiepury. O Kiepurze babcia Masia powtarzała:

– Chamidło z Sosnowca. Dziewczyny podszczypywał!

Babcia występowała w spektaklach organizowanych w Starym Teatrze, który w tamtych czasach pełnił różne funkcje kulturalne. Była sopranem dramatycznym z ulubioną partią wokalną Halki Stanisława Moniuszki. Ale jako dziewczyna z porządnego domu musiała wyjść za mąż i zaprzestać kariery. Jednak całe życie czuła się niespełniona artystycznie. Jako pani porucznikowa zaczęła uczyć śpiewu. Ktoś taki mógł zachwycić Oskara. Żeby było ciekawiej – Maria Chorąży miała córkę, też Marię, w domu nazywaną Rysią.

Panna Chorążówna została przedstawiona bratankowi Oskara, Tadeuszowi. I w ten oto sposób 6 czerwca 1946 roku związek małżeński zawarli Maria Chorąży, zwana Rysią, z Tadeuszem Stuhrem – czyli moi przyszli rodzice. Niedługo potem ślub cywilny wzięła Maria Chorąży, wdowa po Ludwiku, z Oskarem Stuhrem. A więc – Masia, moja przyszła babcia, wdowa po moim dziadku Ludwiku Chorążym, została żoną Oskara, mojego prawie dziadka, i teściową Tadeusza. Jak to się mówi: Kraków mały.

Oskar po wojnie brał udział w procesach zbrodniarzy wojennych. W Norymberdze był świadkiem w procesie kapo obozowych. To go ratowało przed władzami komunistycznymi, które dobrze pamiętały jego przedwojenną działalność. Dlatego mógł wciąż prowadzić kancelarię. Pracował w zespole nr 11 na Rynku Kleparskim. Było dwóch nestorów palestry, Zygmunt Hofmokl-Ostrowski i Oskar Stuhr, najstarsi adwokaci krakowscy po wojnie. Jeszcze jako osiemdziesięciolatek bronił. Pod odpowiednią kuratelą – która z czasem stała się moim smokiem dzieciństwa. Ale o tym później...

A Masia wciąż miała ambicje artystyczne. Nawet udało jej się zorganizować koncert swojego zespołu, który transmitowało radio krakowskie. Zespół nazywał się Te Trzy, w skład wchodziła ona jako solistka, jej córka Rysia jako sopran i siostrzenica Dziunia jako alt. Cała rodzina siedziała przy odbiornikach i płakała rzewnymi łzami.

Dla mnie Oskar był prawdziwym dziadkiem, w przeciwieństwie do introwertycznego, głuchego Leopolda. Jako że mieszkałem z rodzicami w Bielsku-Białej, na niedzielę zjeżdżało się do Krakowa, na Celną. Mój ojciec zjeżdżał do stryja, mama do swojej mamy, a ja po prostu do swoich dziadków. Zawsze czekała na nas kancelaria Oskara, w weekendy zamknięta. Tam mogliśmy rozłożyć polowe łóżka na nocleg. Po Oskarze odziedziczyłem piękną rzeźbioną bibliotekę, biurko, fotel i portret Oskara z tejże kancelarii. Wszystko to stoi w moim gabinecie.

Myślę, że dla Oskara byłem czymś ważnym i pięknym w jego życiu. Miałem w sobie spontaniczność, której prawdopodobnie mój ojciec w dzieciństwie nie miał. Ze mną Oskar mógł bawić się w abstrakcyjne zabawy, których inni nie rozumieli. Ulubioną naszą zabawą był pogrzeb – jego pogrzeb.

Leżał na łóżku i nagle wołał:

– Juruniu, w nogach już umarłem!

– Dziadziu, jak w nogach umarłeś, to zaczynamy pogrzeb na Rakowicach! – reagowałem z zachwytem.

Dziadek zaczynał wtedy wyliczać nazwiska tych, którzy na pogrzeb przyjdą. Znał tak wielu w Krakowie, że trwało to dosyć długo. Ja w tym czasie święciłem go na „katafalku", okadzałem i ministrantowałem całemu obrządkowi.

W pewnym momencie wołał:

– Juruniu, czas śpiewać!

I zaczynaliśmy: „*O clemens, o pia, o dulcis virgo Maria*. Za duszę świętej pamięci doktora Oskara Stuhra...". Po czym dziadek wygłaszał mowę pogrzebową słowami: „Żegnamy dziś nestora palestry krakowskiej...". Słuchałem tego jak zaczarowany.

To był Mrożek z Gombrowiczem! Smok tragikomedii! Oczywiście wtedy nie zdawałem sobie z tego sprawy. Dla mnie jako dziecka po prostu była to zabawa z dziadkiem w teatr. Ale dla niego, po Auschwitz... prawdopodobnie gra ze śmiercią. Droczenie się ze śmiercią. Oswajanie śmierci. Udawanie samobójstwa...

Oskar zmarł w 1962 roku. Nawet ten moment okazał się jego grą ze śmiercią. Otóż został znaleziony martwy ze sznurem wokół szyi. Najwyraźniej próbował popełnić samobójstwo. Choć sekcja zwłok wykazała zawał serca.

Był problem z pogrzebem. Oskar był skłócony z Kościołem o próbę uzyskania rozwodu kościelnego z Elsą. Do tego podejrzenie o samobójstwo. Mój ojciec ledwie ubłagał, żeby ksiądz pojawił się na ceremonii. Ksiądz przyszedł, ale tylko trumnę pokropił i szybko uciekł. Podczas składania kondolencji podszedł do nas Bolesław Drobner – jako jedyny z gimnazjalnych kolegów Oskara przybył na ceremonię.

– Trzeba było do mnie przyjść, porozmawiałbym z biskupem Wojtyłą – powiedział do mojego ojca.

– Nie przypuszczaliśmy, że pan poseł ma znajomości w tych kręgach – odpowiedział ojciec.

# Rozdział III

# Życie w zapiętej kamizelce

Najstarszy z braci Stuhrów, Rudolf, całe życie był sam. Umierał w chwili, kiedy ja miałem się urodzić. W związku z tym mój ojciec wynajął mieszkanie kilka ulic dalej od rodzinnego domu, na ulicy Zamojskiego – i tam przyszedłem na świat. Pewnego dnia Rudolf zażyczył sobie księdza z ostatnim namaszczeniem i notariusza do podziału majątku. Oczywiście ten podział to bardziej była formalność. Już komuniści rządzili, już restauracja pradziadka na parterze kamienicy była znacjonalizowana. Teraz bardziej przypominała spelunkę niż restaurację, z przysłowiowym śledziem drugiej świeżości – przerobiona została na społemowską „Bajkę". W latach siedemdziesiątych, kiedy pracowałem w telewizji na Krzemionkach, zachodziliśmy tu z kolegami na wódkę. Jedna scena *Wodzireja* też była tu kręcona. Ale ja już to miejsce bardziej traktowałem na zasadzie ciekawostki:

– Kiedyś to było nasze. Było, minęło...

Niemniej duże mieszkanie na pierwszym piętrze wciąż należało do rodziny. Oskar i Leopold byli przekonani, że akt podziału majątku będzie tylko formalnością. No bo rzeczą oczywistą było, iż po samotnym Rudolfie dziedziczyć będą bracia. Aż tu nagle...

Rudolf oświadczył braciom:

– Kamienicę dzielimy na trzy... To jest moja żona. – Tu wskazał na opiekującą się nim od kilku miesięcy pielęgniarkę.

– Od kiedy?! – wykrzyknęli bracia.

– Od wczoraj...

Następnego dnia Rudolf zmarł. A Julka została.

I zaczął się rodzinny koszmar z nową panią Stuhr – dziewczyną z podkrakowskiej wsi, która natychmiast zaczęła się grodzić. Przede wszystkim zamurowała łazienkę. Jeszcze w latach pięćdziesiątych w mieszkaniu dziadków Masi i Oskara za łazienkę z tego powodu służyło przepierzenie w kuchni. Raz moja mama chciała o coś zapytać i została przez Julkę uderzona pogrzebaczem. W ten sposób do naszej rodziny przyszło nowe. Pamiętam doskonale mój strach. Kiedy przebywałem u dziadków i uchylały się drzwi od strony Julki, to się uciekało.

Julka – mój pierwszy smok. Smok chamstwa.

Jak wspominałem, Oskar po wojnie nie miał łatwo. Zawód adwokata uprawiał pod odpowiednią „kuratelą". Urząd Bezpieczeństwa deptał mu po piętach. Zwłaszcza jeden smutny pan nazwiskiem Niżnik, który zwietrzył, że na tym układzie może całkiem nieźle skorzystać. Co jakiś czas pukał do drzwi Stuhrów, wchodził i rozglądał się po mieszkaniu.

– Ładny dywan... – mówił. To babcia dywan mu pakowała.

– Ładny obraz... – mówił. To babcia obraz mu pakowała.

Kiedy nie chciałem jeść, babcia groziła:

– Jedz, bo Niżnik przyjdzie!

Pamiętam, miałem może z siedem lat, nocą do nas, do Bielska-Białej, przywieziono wypożyczonym samochodem Kossaka, owiniętego kocami, na przechowanie. Bo Niżnik...

A z tym Kossakiem było tak. Po śmierci pradziadka Iglickiego z długami fabryki mebli w Bonarce borykał się dziadek Leopold, wdowiec po babci Marii. Była jeszcze siostra Marii, Stanisława Iglicka, po mężu Radwańska. W rodzinnej kamienicy na rogu Sławkowskiej i Tomasza otwarła sklep z podobnym asortymentem co wcześniej jej ojciec. Tyle że sklep był skromniejszy. I pewnego razu do sklepu weszły panny Kossakówny, czyli późniejsza poetka Maria Pawlikowska-Jasnorzewska i późniejsza pisarka Magda Samozwaniec. Akurat tego dnia Stanisławę w sklepie zastępował jej mąż Franek. Panny Kossakówny zachwyciły go natychmiast swoim wdziękiem i zainteresowaniem. Rzuciły się na katalog najdroższych mebli i wybrały obicia, które należało sprowadzić z Dalekiego Wschodu. Zamówienie opiewało na bardzo wysoką kwotę. Tak że Franek, kiedy do sklepu wróciła Stanisława, z zachwytem jej o tym zakomunikował. Tymczasem ona złapała się z przerażenia za głowę.

– To ty nie wiesz?! – zawołała.

– Niby czego? – spytał Franek.

– Przecież one zawsze tak robią. Stary Kossak nie nadąża z malowaniem płócien, żeby ich długi spłacać!

Po czym Stanisława posłała umyślnego z listem do Wojciecha Kossaka, aby zapytać, czy potwierdza zamówienie córek. Ano nie potwierdził. Czuł się jednak mocno zobowiązany i w podzięce za anulowanie zamówienia przysłał swój obraz *Ułan i dziewczyna*. Klasyczny Kossakowski produkcyjniak, jakich tworzył wtedy na pęczki. Niemnicj dla naszej rodziny był coś wart. A tu – Niżnik, który ostrzył sobie na Kossaka zęby. Obraz przetrwał, wisi u mnie.

A Niżnik – to drugi smok mojego dzieciństwa.

Urodziłem się na Zamojskiego w Krakowie. Dzieciństwo jednak spędziłem w Bielsku-Białej. Powodem był ojciec, a raczej zawód, który sobie wybrał. Jako prawnik z wykształcenia zdecydował się zostać prokuratorem. Z natury był przeciwieństwem Oskara, który idealnie nadawał się na adwokata: erudyta, wyszczekany, żywiołowy, awanturnik pierwszej wody... Zwyczajem krakowskich adwokatów było przesiadywanie w kawiarni prowadzonej przez Jana Noworolskiego w Sukiennicach. Adwokackie życie towarzyskie w Noworolu to była oczywistość wśród palestry. Jeżeli chciałeś coś znaczyć w środowisku, musiałeś bywać w Noworolu. Koniec kropka. Mój ojciec do tego się nie nadawał. Tadeusz przejął cechy Leopolda i Rudolfa. Z takim temperamentem zdecydowanie do twarzy było mu w prokuratorskiej todze.

Nagle pojawił się problem. Według funkcjonujących wówczas przepisów wywodzący się z bliskiej rodziny adwokat i prokurator nie mogli pracować w obrębie nie tylko tego samego miasta, ale i tego samego województwa! W tej sytuacji ojciec musiał szukać pracy daleko poza domem. Najbardziej tym strapiony był Oskar – a cóż to za kariera na prowincji? Tadeusz, świeżo po aplikanturze, najpierw znalazł pracę w Katowicach. Po kilku miesiącach przerzucono go do Cieszyna, gdzie tworzono prokuraturę okręgową. Wtedy ściągnął do Cieszyna mamę i mnie. Zamieszkaliśmy w hotelu „Pod Jeleniem". Czasem dochodzę do wniosku, że to nie jest przypadek. Pierwszy okres życia spędziłem w hotelu – i tak mi zostało na zawsze. Kiedy gram lub reżyseruję, a zwykle dzieje się to w różnych miejscach świata, mieszkam w hotelach. Zresztą w „Pod Jeleniem" też mi się zdarza mieszkać. Teraz to pięknie odnowiony budynek i hotel przerobiony na apartamenty. Bywam tam, kiedy jeżdżę na festiwal filmowy Kino na Granicy.

Kolejnym miejscem pracy ojca stała się prokuratura w Bielsku-Białej. I moje najwcześniejsze wspomnienia: co weekend albo jeździło się do dziadków w Krakowie, albo szło w góry. A wokół miasta roztaczały się góry. Bo leży ono u stóp Beskidu Śląskiego i Małego. Rodzice uwielbiali wędrówki górskie. Zawsze chodziliśmy we troje – oni z przodu, ja za nimi, ciągnięty za obie ręce.

Do Krakowa zjeżdżało się pociągiem, z przesiadką w Czechowicach-Dziedzicach. Czasem jechało się do Katowic i stamtąd do Krakowa. Bardzo szybko zapragnąłem jeździć sam, jak moi dziadkowie w chłopięcym wieku do wujostwa Ungerów w Wiedniu. Ale na to rodzice się nie godzili.

Bielsko-Biała to było miasto włókiennicze, po Łodzi drugi tego typu ośrodek. Przed wojną miasto żydowsko-niemieckie – po wojnie przyszli nowi mieszkańcy, głównie z regionu Żywca i Czechowic-Dziedzic. Nie lubili obcych... I tu zrodził się kolejny smok. Dla nich byliśmy Niemcami.

– Niemcy? Co tu robią Niemcy? Przecież miało ich już nie być?!

Choć raczej był to problem klasowy niż rasowy. Problem odwetu ludu – na niemieckim panu, feudale. Pod tym względem miałem świetne porozumienie z Jurkiem Pilchem. W *Spisie cudzołożnic* zrobiłem znaczącą scenę, tyle że zdjęcia wyszły za słabo i musiałem z niej zrezygnować. Gustaw siedzi z Björnem w restauracji. Wokół te wszystkie kobiety, w oparach alkoholu i dymu papierosowego. W pewnym momencie Gustaw mówi:

– A gdybym ci, Szwedzie, tutaj teraz powiedział, że ja jestem luter...

Na co cudzołożnice ze wszystkich stron sali krzyczą:

– Niemiec!

Zdarzało się, że musiałem bić się z kolegami o tego „Niemca". Ale z perspektywy czasu odbieram to jako dobre doświadczenie życiowe. Ono mnie utwardziło, nauczyło walczyć z przeciwnościami, jednocześnie nie zasklepiło w nienawiści.

Ojciec jako prokurator stał się specjalistą od afer włókienniczych. Lecz od poważniejszych spraw go odsuwano, bo nie był partyjny. Konsekwentnie nie wstępował do partii, doskonale wiedząc, że mu to zamyka drogę awansu. Nigdy nie mógłby zostać szefem powiatowej prokuratury. Najdalej doszedł do pozycji zastępcy szefa, i koniec. Całe życie kierował się zasadą: „Z domu wychodzi się zawsze w zapiętej kamizelce". W tym przypadku oznaczało to: honor i przekonania najważniejsze.

I tu się znowu rodzi kolejny smok.

Miał ambicje, chciał naukowo pracować, ale nie mógł wrócić na uniwersytet. Nawet próbował doktorat robić, o czym dowiedziałem się dopiero po jego śmierci, przeglądając zawartość jego biurka. Nie pozwolono mu otworzyć przewodu doktorskiego. No bo bezpartyjny, wierzący i bratanek byłego endeka... Kiedy w 2007 roku odbierałem doktorat honoris causa Uniwersytetu Śląskiego, myślałem o ojcu – że byłby dumny.

W Krakowie krążył Niżnik, w Bielsku-Białej też mieliśmy „kuratelę". Szczególnie dawało się to odczuć w Boże Ciało, podczas procesji. Ojciec zawsze z nami szedł, a oni robili mu zdjęcia. Ojciec nie tylko że nie ukrywał wiary – jeżeli mogłem zostać ministrantem, oznaczało, iż nie należał do tych, którzy kryli się po kątach kościelnych.

Pamiętają Państwo ten dowcip? Dlaczego w PRL u buduje się okrągłe kościoły? Żeby partyjni nie kryli się po kątach.

Z końcem lat pięćdziesiątych, w tym poczuciu niespełnienia naukowego, ojciec wziął udział w konkursie prawniczym w Szwajcarii na temat zniesienia kary śmierci. Po niemiecku oczywiście. A posługiwał się tym językiem biegle. Wszystko musiało odbywać się w najgłębszej tajemnicy. Nocami ojciec dyktował, a mama przepisywała na maszynie. I dostał nagrodę, parę tysięcy franków szwajcarskich. Nie przyjął pieniędzy

– bo się bał! Ten strach miał w sobie tak mocno zakodowany, że w czasach, kiedy powstały peweksy, mama chciała coś tam kupić. Potrzebowała bonów, a ojciec oświadczył:

– Żadnej obcej waluty w tym domu nie będzie!

– Ale to nie waluta, to bony...

Nie przyjmował tego do wiadomości. Dopiero kiedy byłem już na studiach w Krakowie, to czasem przemycałem coś mamie z peweksu.

Pamiętam największą awanturę, którą zrobił ojciec. Bo zwykle awantur nie robił. Kiedy było źle, po prostu wychodził z domu na spacer. Można powiedzieć, że przespacerowywał wszystkie problemy. Ale tym razem doszło do tego, że mama zamknęła się na dwa tygodnie w pokoju i beczała. Otóż był najsurowszy zakaz wpuszczania obcych do domu. Oboje rodzice pracowali, więc nosiłem klucz na sznurku. Kiedy wracałem z przedszkola (tak, tak, wracałem z przedszkola sam), a potem ze szkoły – musiałem się w domu zamknąć. Ach, to uczucie samotności w oczekiwaniu na powrót rodziców – los jedynaka. Stukali do drzwi odpowiednim szyfrem, wtedy im otwierałem. Lecz raz mama złamała domową zasadę. Wpuściła zapłakaną kobietę, błagającą o pomoc. Jej mąż siedział w areszcie, a jego sprawę prowadził mój ojciec. Ona błagała mamę, aby wyprosiła u męża wstawiennictwo. Z drugiego pokoju słyszałem czyjś straszny płacz. Potem siadamy rodzinnie do obiadu, a tu coś leży pod obrusem. Złoty pierścionek! Musiała ta kobieta go potajemnie wsunąć – w dowód wdzięczności. Ojciec dostał szału. Mama dwa tygodnie rozpaczała. A mnie ta historia nauczyła czujności. Zrozumiałem, że świat miewa różne oblicza. Wielogłowy smok...

W wieku ośmiu lat przeszedłem inicjację polityczną. Na parterze kamienicy, w której mieszkaliśmy przy ulicy Ratuszowej, znajdował się sklepik typu „szwarc, mydło i powidło". Prowadził go pan Kozłowski. W kamienicy mówiło się na przykład: „Skocz do Żyda po stalówki", choć prawdopodobnie nie był pochodzenia żydowskiego. I z kolegami mieliśmy zwyczaj wymieniać u pana Kozłowskiego znaczki. Raz, siedząc na religii w salce katechetycznej, uznaliśmy, że Kozłowski nas oszukał – bo zamiast Wenezueli dał nam Nikaraguę. Dla nas było to bardzo ważne. Nie szło o samą filatelistykę. Te znaczki były oknem na świat. Mówiły nam o krajach, o których mogliśmy tylko sobie pomarzyć i na mapie ich poszukać. Oszustwo w tej sytuacji oznaczało przekręt nie z tej ziemi! W drodze powrotnej z religii wpadliśmy do sklepiku z okrzykiem: „Ty Żydzie!". I uciekliśmy.

Mieszkałem w tej samej kamienicy. Pan Kozłowski bez problemu mnie rozpoznał. Na drugi dzień zjawia się w mojej szkole i mówi, że wpadły łobuzy do sklepu z antysemickimi hasłami. A komuniści w tamtych czasach byli wyczuleni na tym punkcie, zwłaszcza że faktycznie we władzach sporo było osób żydowskiego pochodzenia. Dopiero w 1968 roku rozbudziły się demony...

Rodzice zostali wezwani do szkoły. Prokuratorski syn i coś takiego?! Dla mojego ojca problem dodatkowy, no bo przeszłość Oskara... Relegacja ze szkoły i odebranie odznaki wzorowego ucznia – taki miał być wyrok. Ledwie rodzice ubłagali, żeby skończyło się tylko obniżeniem oceny ze sprawowania. Poczułem wtedy bardzo silne zagrożenie. A przecież tak naprawdę nie wiedziałem, kto to Żyd. Pomysł z okrzykiem był kolegi. Ja osobiście równie dobrze mógłbym krzyknąć „Wietnamczyk!". Tę historię opowiedziałem w moim filmie *Obywatel*.

Podobna sytuacja zdarzyła się z początkiem szkoły średniej. Wszyscy żyli lotem w kosmos Jurija Gagarina. Nasz rusycysta podniecał się, że to takie bohaterstwo – lecieć w nieznane, ryzykując życie. To zacząłem się głośno zastanawiać. Jeśli tak, można by wysyłać w kosmos skazanych na śmierć. I problem byłby z głowy. Zostałem wezwany do gabinetu dyrektora. Krzyczał:

– Gagarin w kosmosie! Największy sukces Związku Radzieckiego! A ty, Stuhr, skazańców w kosmos chcesz wysyłać? Takie rzeczy u was w domu się mówi?!

Natychmiast oblał mnie zimny pot. No bo ojciec...

Z okresu wczesnodziecięcego pamiętam też smoka wojny. Całe moje dzieciństwo działo się po wojnie, a rodzice czas dzielili na to, co przed wojną i między wojnami. Tego „między" bałem się najbardziej. Żyłem w przeświadczeniu, że też jestem między wojnami, że za chwilę kolejna wybuchnie. Większość zabaw koncentrowała się na wojnie. Byliśmy partyzantami i powstańcami. To pewnie był też rodzaj oswajania strachu. Ale kiedy zabawa się kończyła, strach znowu powracał. Na dodatek w szkole straszyli, że jankesi nas napadną, zrzucą bombę atomową; już stonkę rozsiewają... Pamiętam '56 rok, Węgry. Pamiętam, że to na Wszystkich Świętych było. Jakaś manifestacja pod cmentarzem Rakowickim w Krakowie. Obrazki jak przez mgłę. Ale jedno utkwiło w pamięci mocno – strach mamy, że będzie wojna. Drugi raz, kiedy radzieckie okręty płynęły na Kubę. Wojna, wojna! Dzieci tym przesiąkały. Błogosławię los, że należę do pierwszego powojennego pokolenia, które do dzisiaj wojny nie zaznało. A jednocześnie jestem trochę dzieckiem wojny – które całe życie wojnę w sobie nosiło.

Byliśmy w Bielsku jednymi z pierwszych, którym założyli telefon. Prokurator musiał mieć telefon. Bywało, że dzwonili o trzeciej nad ranem. Ojciec wstawał, ubierał się, na dole czekał już na niego radiowóz milicyjny – i jechali na zdarzenie. Raz zajrzałem do teczki ojca. Zobaczyłem rozciętego na pół człowieka, przejechanego przez pociąg. Ojciec był w stanie pojechać na miejsce wypadku, po czym wrócić i jeszcze położyć się spać. A ja przy tych zdjęciach pomyślałem: „Boże, co to za zawód?!".

Miał w sobie wypracowany pancerz emocjonalny. Idealnie nadawał się na prokuratora. Zastanawiam się, ile w tym było naturalnej cechy charakteru, a ile nabytej przez doświadczenie sieroty. Przecież jako dwunastolatek stracił matkę, dwa lata później babcię. Wychowywali go mężczyźni, w tym dwóch introwertyków. Zapięta kamizelka.

Poproszono mnie kiedyś do jury konkursu aplikantów prokuratorskich na Wydziale Prawa UJ. Przewodniczył profesor Stanisław Waltoś. Zadano aplikantom temat, potem mieli wygłosić mowę prokuratorską. Podczas narady jury powiedziałem, że podobała mi się pewna dziewczyna – bo taka emocjonalna. Na co profesor Waltoś odparł:

– Tak to sobie może adwokat poszaleć. Zadaniem prokuratora jest przedstawić argumenty i fakty w imieniu prawa.

Kiedy robiłem film *Tydzień z życia mężczyzny*, o prokuratorze, miałem zaplanowane trzy mowy prokuratorskie. I nagle problem – jak ekran wytrzyma beznamiętnie opowiadającego faceta?

Pani sędzia Barbara Piwnik była konsultantem przy filmie. To z nią właśnie walczyłem o chociażby odrobinę emocji. Dlatego z przerażeniem patrzę na dzisiejszą degradację zawodu prokuratora. Na te awantury, zacietrzewienie, bulgotanie do kamery...

Ojciec doskonale znał historię. Jeszcze mój syn Maciek wspomina, ile skorzystał z wiadomości historycznych dziadka. Oto, co znaczyło przedwojenne wykształcenie, w solidnej krakowskiej szkole.

Ojciec nigdy nie był za granicą. To z kolei było rodzinnym ewenementem. Przecież jego ojciec i stryjowie wojażowali po Mitteleuropie. A on nigdy... On wychodził na spacer. Jak tylko był jakiś problem, wychodził na spacer. Kiedy mama miała o coś pretensję, wychodził na spacer. Kiedy ja oświadczyłem, że zostanę artystą, wyszedł na spacer... Kilka lat temu miałem w Bielsku spotkanie autorskie, w bibliotece. Po spotkaniu podchodzi do mnie starszy pan i mówi:

– Dobrze znałem pana ojca. Razem pracowaliśmy w prokuraturze powiatowej. I bardzo się lubiliśmy. Często chodziliśmy na spacery...

– No tak – mówię – ojciec rzeczywiście lubił spacery.

– Na spacerach rozmawialiśmy po angielsku.

– Proszę? Ojciec znał niemiecki. Nie angielski.

– Angielski też.

Nie miałem o tym pojęcia! Po jego śmierci, kiedy zbierałem jego bibliotekę, oczywiście znalazłem słowniki angielskie, ale do głowy by mi nie przyszło... Przecież w szkole miałem angielski. Mógł ze mną porozmawiać. Nigdy! Czy to przez ostrożność? Nie wiem. Wiem natomiast, że kiedy chciał ze mną porozmawiać o kłopotach dziadka, o jego historii, czy o kłopotach z ubecją, szliśmy na wycieczkę na Klimczok, na Magurkę lub na Szyndzielnię. I w lesie się rozmawiało.

Po przeprowadzce do Krakowa dostał pracę w prokuraturze wojewódzkiej. Ale wielkiej kariery już nie miał szansy zrobić. Niedługo potem przeszedł na emeryturę.

Moja mama bardzo potrzebowała czułości. On jej tego nie potrafił dać. Szedł przez życie w zapiętej kamizelce. Mnie też tego uczył – trzeba zawsze być w porządku, uczciwym, czujnym i eleganckim. Powtarzał:

– Pamiętaj, żebyś zawsze wychodził z domu w zapiętej kamizelce.

Czyli, jak powiedziałby Gombrowicz: żadnego zewnętrznego i wewnętrznego rozmemłania.

Imponował mi tym, że tak potrafił powściągać emocje. Odziedziczyłem tę cechę po nim. I latami w zawodzie aktora z tego się leczyłem. A on nie mógł się pogodzić z faktem, że ma syna aktora. Mama chodziła na moje premiery. Ojciec nigdy.

Pamiętam go jako chłodnego, powściągliwego człowieka. Natomiast moja córka Marianna całkiem inaczej zapamiętała dziadka. Jako ciepłego człowieka, z którym objadała się słodyczami i chodziła na spacery.

Może to tak właśnie jest? Może przy wnukach człowiek się uczłowiecza?

Co na to moje dzieci? Co na to moje wnuki?

# Rozdział IV

# Masia i Rysia

Moje dwie kobiety dzieciństwa – Masia i Rysia.

Babcia Masia była niespełnioną artystką. Korzystałem na tym. Przez całe moje dzieciństwo zapewniała mi atrakcje kulturalne. Zawsze, kiedy zjeżdżałem do Krakowa, czekała na mnie jakaś artystyczna niespodzianka, przygotowana właśnie przez babcię.

Pamiętam doskonale kino „Wrzos", zresztą do dzisiaj funkcjonujące. Na Zamojskiego, czyli tam, gdzie się urodziłem. I zwariowane komedie przedwojenne z serii *Pat i Patachon*, odgrywane przez dwóch duńskich komików. Jeden wysoki z wąsami, drugi niski bez wąsów, w podartych marynarkach przewiązanych sznurkiem. Taka europejska odmiana *Flipa i Flapa*, tyle że zwulgaryzowana. Oczywiście głupawe to było – w sumie tylko ciach w ryj i kop w dupsko. Ale ja byłem zachwycony. Zarykiwałem się do łez. Zresztą babcia reagowała podobnie. Zabierała mnie również do teatru. Widziałem na przykład Ludwika Solskiego w *Panu Jowialskim*. Widziałem też wyjazdowe przedstawienie Piccolo Teatro di Milano ze *Sługą dwóch panów* na deskach Teatru Słowackiego. Arlekina grał Marcello Moretti, legendarny aktor. Scenę z galaretą do dzisiaj pamiętam. Wypada mu galareta z rąk i kiedy chce ją podnieść z ziemi, ona niczym żywa zaczyna przed nim uciekać. Albo jak mu rzucali talerze zza kulis. Z jednej i drugiej strony zza kulis lecą talerze, a on zbiera, zbiera, zręcznie wyłapuje. No cyrk. Ale genialny cyrk! *Commedia dell'arte.*

Moje zainteresowania artystyczne od najmłodszych lat pielęgnowała babcia Masia. Z jednej strony Oskar ze swoim smokiem tragikomedii, z drugiej babcia Masia i wygłupy Pata z Patachonem. Niewątpliwie to mnie ukształtowało na przyszłość jako aktora. Silne bodźce smoka komizmu.

Tym się wyróżniałem pośród dzieci w Bielsku-Białej. Chociaż tu też był teatr – Teatr Polski, miniatura Słowackiego, wykonany według projektu tego samego architekta Jana Zawiejskiego. Ale jednak teatr prowincjonalny...

Do kościoła też podchodziłem jak do teatru. W Białej była diecezja krakowska, w Bielsku katowicka. My byliśmy po stronie Białej, więc przyjeżdżał do nas młody biskup Karol Wojtyła na bierzmowania. Jako ministrant służyłem księdzu Jerzemu Bryle, zasłużonemu dzisiaj kapłanowi. W 1968 roku został duszpasterzem środowisk twórczych w Krakowie, a w 1979 roku honorowym kapelanem Ojca Świętego. Zajmował się również głuchoniemymi. Do tej pory utrzymujemy kontakt.

Ministrantowałem też drugiemu wspaniałemu księdzu. Nazywał się Tadeusz Gozdawa-Giżycki i był przedwojennym arystokratą. Odprawiał mszę u sióstr, bo już był starszy. Zawsze po mszy u tych sióstr było śniadanie. Siostrzyczki zastawiały stół, ksiądz Gozdawa-Giżycki siadał i mówił:

– Chodź, Jureczku, siądź i zjedz z nami śniadanie.

I zaczynał uczyć mnie manier:

– To jest, proszę ja ciebie, nożyk do szynki. Tym się nie je. A ten nożyk służy do krojenia sera.

Byłem trochę socjalistycznym dzieckiem, ze stołówek przedszkolnych. Tam obowiązywało prawo dżungli – żeby szybciej zupę dostać, pluło się do niej na odległość. „To moja!". A tu nożyk, łyżeczka, serwetka.

Teatr w kościele. Bywało tak: trwa msza, jest podniesienie. No to my, ministranci, na wyścigi, żeby na dzwonkach wygrać różne rzeczy. Cztery dzwonki były, to się na przykład jeden przytłumiało... Wtedy ksiądz Gozdawa-Giżycki paluchem nam groził. A potem w zakrystii grzmiał:

– Nie robić mi teatru z kościoła!

Miał rację. Trudno jednak było tej teatralności nie zauważyć. Chociażby Wielka Sobota – wejście ognia do kościoła... co za spektakl! Na dodatek msze odprawiane były po łacinie. Większość wiernych tego nie rozumiała, lecz samo brzmienie wypowiadanych słów – to nadawało dostojność, powagę, tajemnicę...

A ja robiłem dodatkowy teatr. Kiedy ksiądz Tadeusz kazał mi przenieść sutannę z plebanii do sióstr, biegłem z nią najpierw do domu. Przebierałem się, podwijałem odpowiednio do mojego wzrostu i odprawiałem mszę przed świętymi obrazkami. Mama myślała, że zwariuje. A potem biegłem szybko z sutanną do sióstr. Oczywiście te bielskie moje przedstawienia miały swoją kontynuację w Krakowie – z pogrzebem dziadka Oskara. I z pierwszymi rozrywkami, powiedzmy: „dziwnymi". Otóż w Bielsku był zwyczaj wystawiania zwłok w domu. W Krakowie tego nie praktykowano, dlatego mnie to dziwiło i tym bardziej fascynowało. Prawdopodobnie śląski zwyczaj. Po latach odżyło to we mnie, kiedy w Rosji kręciliśmy film na cmentarzu. Tam ten obyczaj jest jeszcze intensywniejszy – przez cmentarz wiezie się otwartą trumnę. Widać zwłoki, mocno ucharakteryzowane. Niesamowity spektakl!

W Bielsku szła wieść po naszej klasie: „Na Komorowickiej 60 umarła babka...". To po lekcjach tam się biegło. Patrzyć na trupa. I całą niesamowitą otoczkę: zasłonięte zasłony i lustra, palące się gromnice, głośne modły. Zabawy ze śmiercią przeze mnie kontynuowane z Oskarem.

I myślę, że sobie w ten sposób śmierć oswoiłem. Że potrafię temu smokowi spojrzeć prosto w ślepia. Na stoliku nocnym od lat trzymam niewielką czaszkę, którą kupiłem we Włoszech. *Memento mori.*

Do dzisiaj lubię chodzić na msze odprawiane po łacinie. Chętnie też chodzę na msze we Włoszech, bo dzięki łacinie wszystko rozumiem. To mi zostało z dzieciństwa. Sentyment, ale myślę, że jeszcze coś – z teatralnego punktu widzenia niewątpliwie potrzeba tej wielkiej tajemnicy misterium.

Moja mama, przez bliskich zwana Rysią, też miała artystyczną duszę. I wspierała moje teatralne ciągoty. Od najmłodszych lat. Uczyła mnie recytacji. Czytała mi książki, a kiedy nauczyłem się czytać samodzielne, namawiała do głośnego czytania. Pierwszy mój słuchacz, widz i kostiumolog.

Najpierw były chłopięce zabawy. Kiedy czyta się *Trzech muszkieterów*, to chce się być d'Artagnanem. Więc mama szyła z flaneli pelerynę. Wszyscy z nas chcieli być d'Artagnanem – no bo najprzystojniejszy. A kolega był gruby, tak że musiał być Portosem. Miał kuzynkę, którą zmuszaliśmy do bycia Milady. A Milady musiała mieć wypalone piętno hańby – że prostytutka. To waliliśmy na czole kuzynki pieczątkę. Ostro się broniła... Kiedy czyta się Karola Maya, koniecznie trzeba być Winnetou. I mama robiła mi pióropusz. Potem zachwyt Old Shatterhandem. Tu pojawiał się problem z bezpieczeństwem dziecka. Bo zapałałem miłością do traperstwa. Rano wychodziłem z domu do lasu. A westmeni do lasu chodzą sami! Wracałem oczywiście w nocy. W lesie żywiłem się wyłącznie grzybami i jagodami. Mama umierała ze strachu, że jakiegoś muchomora zjem. To były czasy... żadnych kleszczy ani gwałcicieli dzieci w lesie.

Marzyłem wtedy o zostaniu leśnikiem. O chodzeniu po lesie ze strzelbą i jeżdżeniu konno. Ale górę zaczął brać problem smoka niemieckiego, co w ostateczności wyszło mi na dobre. W szkole, mniej więcej w drugiej klasie. Wtedy to okazało się, że potrafię powiedzieć wierszyk. Wy mówicie na mnie „Niemiec" albo „Szczur"? To ja wam teraz pokażę. Moi nauczyciele szybko to wychwycili. A ja nagle zauważyłem, że potrafię skupiać na sobie uwagę, że staję się centrum uwagi wszystkich. Posmak władzy, posmak wpływu na grupę, możliwość udowodnienia, że coś potrafię.

– Kto nam, drogie dzieci, powie wierszyk?

– Ja powiem!

– No to powiedz.

I następnym razem: To może nam Stuhr powie, bo ładnie umie mówić wierszyk.

Koledzy krzyczący „Niemiec!" nagle siedzą cicho i mnie słuchają. Nauczyciele, którzy biją mnie po łapach linijką za złe zachowanie, nagle biją mi brawo. Magia!

I tak z dnia na dzień stałem się pierwszym recytatorem w klasie. Choć bywały też pierwsze chwile artystycznego zawodu. Dawaliśmy dużo szkolnych przedstawień. I nagle w *Królowej Śniegu* Kaja ma zagrać inny chłopiec. A ja? Trzeci chłopiec z sankami. Co za rozpacz! Beczałem w domu ze dwa dni. Mama pocieszała...

Zawsze utwierdzała mnie w wyborach. Dawała niesamowitą pewność siebie – że potrafię walczyć ze smokami.

Przed wojną miała dobre dzieciństwo. Ojciec Ludwik, zawodowy oficer – z dobrą pensją. I mama Masia, nauczycielka śpiewu – również z dobrą pensją. Jeździli na wakacje do Sopotów i Rimini. Było oczywiste, że Rysia zrobi maturę, a chodziła do elitarnego gimnazjum urszulanek, i pójdzie na studia. Wszystko zniszczyła wojna. Maturę musiała uzupełnić wieczorowo. I w ten sam sposób skończyć jakieś kursy zawodowe. Została księgową, z dużym poczuciem niespełnienia. To z pewnością również miało wpływ na jej podejście do moich pasji. Przynajmniej ja miałem szansę je spełnić. Wierzyła we mnie. To tak ważne dla dziecka. Tym bardziej dziecka, które wybiera artystyczną drogę.

W Bielsku-Białej mama pracowała w Miejskim Handlu Detalicznym, czyli instytucji, w której rozdzielano towary na wszystkie okoliczne sklepy spożywcze. Przed każdymi świętami panie księgowe dostawały po skrzynce wiktuałów do sprzedaży między sobą. Wtedy biuro mamy zamieniało się w aromatyczne, orientalne delikatesy. Banany, cytryny, pomarańcze, figi, daktyle. Siadałem pomiędzy tym i wąchałem. Byłem w innym świecie. Byłem w raju! Do dzisiaj tak mam – że uwielbiam targi. Gdziekolwiek jestem w świecie, muszę przejść się na tamtejszy targ – aby znowu sobie powąchać. Zapachy dzieciństwa.

W tym Miejskim Handlu mama czuła się mocno nieszczęśliwa. Ale potem przeniosła się do Teatru Banialuka, kiedy poszedłem do liceum. Świetny teatr lalkowy, prowadzony na bardzo wysokim poziomie przez dyrektora Jerzego Zitzmana. Środowisko plastyków i aktorów, w którym wreszcie mogła dobrze się poczuć. Wciąż była księgową, jednak teraz była księgową artystów.

Moje dzieciństwo to również smok chwilówki. Mama księgowa, ojciec prokurator, dorabiał sobie jeszcze w technikum ekonomicznym, ucząc prawa, na co musiał mieć specjalną zgodę z ministerstwa. I mimo to wcale nam się nie przelewało. Całe dzieciństwo słyszałem w domu pytanie, czy starczy do pierwszego. Mama co miesiąc brała chwilówkę, koło 20 złotych, pożyczkę do pierwszego. Stąd we mnie jest zakorzeniony wstręt do kredytu. Nigdy nie wziąłem kredytu. Raz mi groził, kiedy miałem budować dom. I wtedy stał się cud. Już byłem umówiony w banku na rozmowę o kredyt, a tu przychodzi list z urzędu z powiadomieniem, że na Powstańców Śląskich w Krakowie budują wiadukt i ten wiadukt przechodzi przez działkę, której jestem spadkobiercą po Leopoldzie Stuhrze i Tadeuszu Stuhrze... To były grunty po fabryce mebli pradziadka Iglickiego. Po przeliczeniu wartości ara na złote wyszło dokładnie tyle, ile potrzebowałem.

– Z nieba spadło! – wołałem. – Mama czuwała, żeby nie brać kredytu!

Jeśli idzie o sport, to zawsze byłem samoukiem. W dzieciństwie miałem dwa ukochane sporty. Narciarstwo było oczywistością – wszak dookoła góry. Jeździłem na nartach i jeżdżę do dzisiaj. Jednak wtedy pokochałem kolarstwo. Babcia Masia kupiła mi pierwszy rower na Tandecie w Krakowie, marki Sport, czeski, półkolarski, ale miał już prawdziwie kolarską kierownicę. No szpan! Mama uszyła mi koszulkę z biało-czerwonym pasem. Mistrzem wtedy był Stanisław Królak, i w ogóle Wyścig Pokoju to było święto, cała Polska wstrzymywała oddech. Z Bielska wywodzili się bracia Stanisław i Kazimierz Gazdowie, też reprezentanci Polski – duma naszego miasta. Każdy chciał być albo Królakiem, albo Gazdą. Jeździliśmy w trasy, na przykład potrafiliśmy szosą przejechać w popołudnie z Białej do Żywca i z powrotem. Do Lasku Cygańskiego jeździliśmy bez przerwy.

Drugi mój ukochany sport to tenis. Do dzisiaj jestem tenisowym samoukiem, ale gram regularnie. Dzięki tenisowi mogłem zacząć zarabiać moje pierwsze pieniądze w życiu. W Wiśle – zarabiałem na wakacje. Albo się wynajmowałem do podawania piłek starszym państwu, albo na sparingpartnera. Dostawałem 10 złotych za godzinę. Jeżeli trafiało mi się po cztery pary takich państwa dziennie, mogłem się utrzymać i w barze mlecznym zjeść.

Dzięki mamie dorabiałem też w Teatrze Banialuka. Sprzedawałem bilety lub usadzałem dzieci na widowni. Wszystko razem wynikało jedno z drugiego. Żyliśmy skromnie, więc na przyjemności sam musiałem sobie zarobić. To mobilizowało, a jednocześnie rozwijało. Przy tym ogromnym wsparciu mamy, która nigdy mnie w pomysłach twórczych nie ograniczała. Co nie znaczy, że mnie rozpuszczała. Niejednokrotnie po jej przyjściu z wywiadówki ojciec wychodził na spacer, a ja obrywałem baty za złe zachowanie.

Teraz muszę wspomnieć o moim przedszkolu. Choć rzecz się działa w Bielsku-Białej – znowu mogę powiedzieć: Kraków mały. Otóż w przedszkolu poznałem moją przyszłą żonę, Basię Kóskę. Na dowód mam zdjęcie, jak razem tańczymy krakowiaka. Potem nasze drogi się rozeszły. Ja poszedłem do Szkoły Ćwiczeń przy Liceum Pedagogicznym, a potem do Liceum im. Żeromskiego. Basia natomiast do szkół muzycznych kolejnego stopnia. Widywaliśmy się wtedy na religii w salkach katechetycznych. Bez większego zainteresowania sobą. Po czym ja poszedłem na studia do Krakowa – Basia też. Jej Państwowa Wyższa Szkoła Muzyczna znajdowała się dokładnie w tym samym budynku co Państwowa Wyższa Szkoła Teatralna. A był to budynek urszulanek. Przed wojną mieściło się w nim gimnazjum, do którego chodziła moja mama...

W okresie szkoły średniej zacząłem mieć kompleksy, że nie potrafię grać na żadnym instrumencie muzycznym. Babcia Masia grała na fortepianie, moja mama także. A ja? Na religii spotykałem dziewczyny ze szkoły muzycznej, w tym Basię. Były inteligentne, potrafiły dyskutować z księdzem, nieraz wprawiły go w konsternację. One były artystkami. A ja? Postanowiłem zostać perkusistą. Na profesjonalny sprzęt nie było mnie stać. Zrobiłem perkusję z garnków kuchennych i pudeł po kapeluszach przywożonych od babci Masi. Dokupiłem w sklepie żelaznym laubzegi, czyli cieniutkie piłki do precyzyjnego wycinania w drewnie. Robiłem z nich wiązki oklejane plastrem. W ten sposób powstawały szczoteczki do gry. Godzinami potrafiłem walić w tę moją perkusję do muzyki płynącej z radia. A mama – miała do mnie świętą cierpliwość.

Od dziecka nosiła w sobie smutek po utracie ojca. Tym mocniejszy, że cały czas nie miała pewności, co tak naprawdę z nim się stało. Babcia Masia dosyć szybko uporała się z wdowieństwem, wychodząc za Oskara. Zresztą Oskar nie był tym ostatnim. Ale o tym później...

Mężów można mieć kilku. Ojca ma się jednego. Mama jako dziecko była oczkiem w głowie Ludwika. Podczas jednej z pierwszych moich podróży do Włoch mój przyjaciel, Andrzej Litwornia, zabrał mnie w Rzymie do polskiej księgarni. Tam zobaczyłem wydanie londyńskie *Wspomnień starobielskich* Józefa Czapskiego z dołączoną listą uwięzionych w Kozielsku, Starobielsku i Ostaszkowie – jeszcze nieuzupełnioną, tworzoną na podstawie zasłyszanych relacji, wywiadów przeprowadzonych przez Czapskiego. Na tej liście znalazł się Chorąży – tylko nazwisko, bez imienia i stopnia wojskowego. Ale był tylko jeden Chorąży. Raczej nie mogłem mieć wątpliwości. Kupiłem książkę, przemyciłem do Polski. Kiedy pokazałem mamie, dwa dni płakała. Prawdopodobnie dopiero wtedy do niej dotarło, po czterdziestu latach (!), że ojciec nie żyje. Wieloletniego smoka wątpliwości pokonał smok pewności. Nie byłem wtedy przekonany, czy to dobrze. Zacząłem mieć wyrzuty sumienia, widząc zapłakaną mamę.

Po latach, na podstawie ostatniej kartki wysłanej ze Starobielska przez dziadka do babci Masi, IPN oficjalnie wpisał Ludwika Chorążego na listę zamordowanych w Charkowie. Na tej samej liście widnieje nazwisko ojca Andrzeja Wajdy.

Mama była całkiem inna niż jej matka. Łączyła je chyba tylko miłość do sztuki, którą po obu odziedziczyłem.

Babcia Masia była pewna siebie, zaborcza, głośna, ruchliwa. Nawet jak chodziła, w pantoflach na wysokim obcasie, biła z niej niezwykła siła witalna. Najważniejsze dla niej były dwie rzeczy: śpiew i posiadanie męża.

W 1948 roku postanowiła wraz z siostrzenicą Dziunią pojechać na przesłuchania do wrocławskiej opery. Dokładnie w tym czasie odbywał się we Wrocławiu Światowy Kongres Intelektualistów w Obronie Pokoju. Całe miasto pełne gości, dlatego trudno było zdobyć nocleg. Ale Masi się udało – w najdroższym hotelu Metropol. I w tymże hotelu, na korytarzu, minęła się z Picassem. Na przesłuchaniu w operze, kiedy zaczęła swoją arię Halki, w iście przedwojennym stylu, z tymi ruchami żywcem wyjętymi z filmu niemego, natychmiast usłyszała:

– Nie, nie, pani już dziękujemy...

I wcale się tym nie przejęła. No bo Picasso! Po powrocie do domu tylko o nim mówiła. W swoim sekretarzyku przez całe życie przechowywała wycięte z gazet reprodukcje jego *Gołąbka* i *Dziewczyny polskiej*, które wtedy namalował. Znała najdrobniejsze szczegóły jego wrocławskiego pobytu.

Ze śpiewu wciąż nie rezygnowała. Kiedy dochodziła do siedemdziesiątki, dowiedziała się, że jest taki chór „Pogodna Jesień". Natychmiast postanowiła do niego wstąpić. Na pierwsze spotkanie przyszła niezwykle elegancka. Wyglądem przytłumiła wszystkie panie. Została przyjęta – ale szybko się obraziła. Bo nie dostała partii solistki. Wtedy pojawiła się u mnie z pytaniem:

– Jureczku, ty znasz tam w Piwnicy Pod Baranami tego Koniecznego?

– No znam.

– To ty mi załatw, żeby napisał dla mnie piosenkę, jak dla Demarczyk. Bo z tymi starymi babami z Pogodnej Jesieni ja w chórze śpiewać nie mam zamiaru.

Przez ostatnie lata zajmowała się szkolnym chórem na Woli Justowskiej. Dzień w dzień jeździła autobusem na próby.

Równie barwnie było z kolejnymi jej mężami. Po śmierci Oskara nie mogła żyć w stanie wdowieństwa. Byłoby to wbrew jej naturze. Znalazła niejakiego Alfreda Michejdę, bankiera. Wyglądali razem jak, nie przymierzając, Pat i Patachon. Ona wysoka, postawna kobieta, on malutki i jakby wystraszony, zawsze za nią biegł.

Umarł Michejda dosłownie na moich rękach. Raz, kiedy już poważnie chorował, odwiedziłem babcię. Poprosiła, abym go podniósł i poprawił mu poduszki. I kiedy to robiłem, zmarł. Masia potem przez jakiś czas miała obsesję na punkcie ukrytych dolarów. Była przekonana, że w piwnicy Michejda zakopał majątek. Mnie namawiała na kopanie, bo gdzieś na cegle zobaczyła tajemniczy znak.

Jako trzykrotna wdowa wznowiła poszukiwania. Tym razem wypatrzyła sobie męża przez ogłoszenie matrymonialne. Był to poznaniak i oszust. Niedługo pobyli małżeństwem. Tyle że ten nie umarł...

Jako trzykrotna wdowa i świeża rozwódka, w wieku osiemdziesięciu lat poszukała sobie piątego męża. Tym razem padło na cenionego w Krakowie profesora fortepianu, Stanisława Czernego, ojca Haliny Czerny-Stefańskiej. No i tu miała babcia Masia podwójną satysfakcję – nie dość, że mąż, to jeszcze artysta. Moja mama nie była zachwycona, bo znała profesora. Jeszcze przed wojną uczył ją gry na fortepianie i potrafił bić linijką po rękach. Ale jako mąż okazał się nieoceniony. Nie mógł Masi odstąpić na krok. Po prostu go zamęczała. Do tego stopnia, że kiedy umierała, zdążyła mojej mamie zrobić awanturę, iż pozwoliła Czernemu pójść do drugiego pokoju odpocząć.

– On ma tu być i trzymać mnie za rękę! – krzyczała.

Kiedy zmarła w 1976 roku, w wieku osiemdziesięciu jeden lat, została pochowana w rodzinnym grobowcu jako Maria z domu Wędrych Stuhr-Michejda-Czerny.

Piotr Łazarkiewicz swego czasu zaprosił mnie do swojego projektu – reżyserzy związani z Krakowem mieli nakręcić dziesięciominutowe filmy. Wtedy wpadłem na pomysł opowieści o pewnej staruszce, która mieszka w kamienicy na Celnej. Staruszka wycina z papieru koronkowy kołnierzyk i zakłada go do bluzki, bo na nową jej nie stać. W jej mieszkaniu jest zimno jak diabli, bo zepsuło się ogrzewanie. Ale ona nie wzywa fachowców, tylko idzie za ostatnie pieniądze na koncert muzyczny. Taka była Masia. W filmie zagrać ją miała Danuta

Szaflarska. Jednak do produkcji nie doszło, bo nie przyznano funduszy.

Moja mama, kiedy w 1973 roku rodzice przenieśli się do Krakowa, została księgową w Starym Teatrze. Dwa lata później urodził się mój syn Maciek. Stał się babci Rysi ulubieńcem. Tak ją wspominał:

– Babcia była osobą niesamowicie ciepłą, otwartą, pełną humoru. Mama zawsze mi powtarza, że sympatia, jaką budzimy z tatą u ludzi, jest cechą odziedziczoną właśnie po babci Rysi.

Dodam jeszcze od siebie – że była osobą niezwykle taktowną. Jako dzieciak uwielbiałem Bogumiła Kobielę. Raz w pociągu przechodziliśmy z mamą korytarzem, a ja spostrzegłem w jednym z przedziałów Kobielę. Stanąłem jak wryty i zapatrzyłem się w niego.

– Jureczku – powiedziała mama – nie robi się takich rzeczy. Nie wolno przeszkadzać...

Córka Marianna prawie babci nie pamięta. Miała dwa lata, kiedy babcia Rysia zmarła, w 1984 roku. Ale pamięta jej ciastka, bezy. Bo rzeczywiście jeszcze przed śmiercią upiekła ciasteczka, które Maciek uwielbiał. Miała po zawale wyjść ze szpitala na Boże Narodzenie. Nie zdążyła. A my podczas świąt jedliśmy jej ciasteczka...

# Rozdział V

# Dostać twarz

W naszym domu był zwyczaj gry w brydża. Zastępował tradycyjne w innych domach siedzenie rodzinne przed telewizorem. U nas telewizor pojawił się dopiero tuż przed moją maturą. Tak więc siadaliśmy wieczorami przy stole, a na czwartego do brydża dołączał ktoś ze znajomych rodziców. I podczas tej gry snuliśmy przeróżne opowieści. Ja byłem namawiany do opowiadania przeczytanych przeze mnie lektur. W ten sposób mimochodem stawałem się sprawnym opowiadaczem. Co było dodatkowym atutem przy umiejętnościach recytatorskich. Już miałem pewne doświadczenia aktorskie, bo należałem do kółka recytatorskiego przy Domu Kultury Włókniarzy. W Teatrze Polskim zadebiutowałem jako mały chłopiec – w *Dziadach*, gdzie statystowałem w chórze aniołków i diabełków. Gustawa-Konrada grał wtedy nieżyjący już Wojciech Alaborski. Księdza Piotra – Paweł Nowisz, który po latach zagrał u mnie w *Pogodzie na jutro*.

Na tyle wprawiony w słowie mówionym postanowiłem – pójdę do szkoły teatralnej. Ale tu pojawił się problem. Kiedy poinformowałem rodziców o swojej decyzji, ojciec powiedział tylko „Ooo..." i wyszedł na spacer. Mama poszła płakać do kuchni. Dla obojga oczywistym było, że skończę porządne studia na uniwersytecie. Jak ojciec i dziadek. Mama studiów nie miała, czego nigdy nie mogła odżałować – więc tym bardziej oczekiwała tego ode mnie. W końcu zostałem przekonany, że tak właśnie trzeba. Ojciec po powrocie ze spaceru powiedział:

– Jesteś niedokształcony. Jakim ty chcesz być artystą, jeśli tylu rzeczy nie wiesz? Musisz zdobyć gruntowne wykształcenie humanistyczne.

Wydział miałem wybrać sam, ale na pewno na uniwersytecie. Potem ewentualnie mógłbym sobie zostać artystą, na własną odpowiedzialność. Ojciec obiecał, że pomoże. W tej sytuacji zdecydowałem się na polonistykę. Bądź co bądź tu też chodziło o słowo.

Kończyłem dobre bielskie liceum, jednak musiałem ojcu przyznać rację: miałem spore zaległości z przedmiotów humanistycznych. Nie wiedziałem na przykład, kto to jest Czesław Miłosz. Skąd niby miałem wiedzieć? W Krakowie czy Warszawie pewnie bym się dowiedział. Ale w Bielsku? I o dziwo – dostałem się jako jeden z tych, którzy zdobyli najwyższą punktację na egzaminach wstępnych. Pomogła mi recytacja, znałem tyle wierszy na pamięć! Na egzaminie pisemnym wybrałem temat o współczesnej poezji i rąbnąłem trzydziestoma cytatami. Moją pracę oceniał Stanisław Eile, specjalizujący się w epoce Pozytywizmu, krewny Mariana, szefa „Przekroju". Powiedział mi potem: – Pierwszy raz mi się zdarzyło, żeby kandydat na studenta znał tyle cytatów.

Niemal od razu pojawił się smok – łacina, czyli *latinus draco*. W liceum nie miałem do czynienia z łaciną, więc tu nagle się okazało, że muszę nadrabiać. Co prawda osłuchany byłem z kościoła. Ale nikogo nie interesowało, że potrafię wyrecytować *„Pater noster, qui es in caelis: sanctificetur nomen Tuum; adveniat regnum Tuum; fiat voluntas Tua..."*. Na uniwerku liczyły się *Wojna galijska* Juliusza Cezara i *Przemiany* Owidiusza w oryginale.

Ćwiczenia z łaciny prowadził docent Adam Heinz – straszna piła. Pierwszy egzamin u niego oblałem. Byłem tak wściekły. Wakacje zepsute, znowu z tego skryptu trzeba się uczyć – tych odmian, tych koniugacji... We wrześniu zdałem poprawkowy. Uff.

Kiedy dostałem się na polonistykę, natychmiast zacząłem szukać swojego miejsca. Pierwszy był uniwersytecki teatrzyk poezji i udział w *Ziemi jałowej* T.S. Eliota. Do dziś w pamięci mi zostało z Eliota tylko to: „Obchodzimy kaktus nasz, kaktus nasz, kaktus nasz...".

Na drugim roku znalazłem się w Teatrze STU. Krzysztof Jasiński ze swoją grupą był już znany i kojarzony jako alternatywa teatralna. Wyjeżdżali ze spektaklami również za granicę. Okno na świat! Ich przedstawienie *Pamiętnik wariata* w reżyserii Jana Łukowskiego zostało nagrodzone na festiwalu teatrów studenckich w Erlangen. Zagrali w przedstawieniu Jerzy Trela, Łukowski i Mieczysław Franaszek, który potem zagrał ze mną w *Bohaterze roku* Feliksa Falka. Do zespołu należeli również Wojciech Pszoniak i Olgierd Łukaszewicz. To był ten pierwszy trzon. Ale w Erlangen jury ich ostrzegło, że na kolejnym festiwalu zostaną zdyskwalifikowani, bo aktorzy to studenci szkoły teatralnej, a więc profesjonaliści. Wtedy Jasiński wpadł na pomysł zatrudnienia studentów z innych uczelni. Ogłosił nabór. Byłem pierwszym z tego naboru. Razem ze mną przyszła do STU Lucyna Demarczyk, młodsza siostra Ewy, studentka ASP. I zaczęła się moja przygoda teatralna.

No więc drugi rok studiów. Wszedłem do zespołu Teatru STU i poczułem się aktorem. Zacząłem także doceniać to, że pod naciskiem rodziców wybrałem uniwersytet. Zrozumiałem, co znaczy porządne wykształcenie. Polonistyka wymagała systematyczności. Te studia uświadomiły mi, że potrafię się uczyć.

Na wiosnę 1968 roku zrozumiałem coś jeszcze – jak szybko można dojrzeć politycznie.

Do tej pory nie miałem zielonego pojęcia na temat jakiegoś oporu, opozycji, drugiego obiegu. Był Niżnik i panowie fotografujący ojca na procesji Bożego Ciała. Trzeba było uważać na słowa, i to wszystko. Jakieś ulotki, jakieś wydania podziemne, „Kultura" paryska? W Bielsku grało się w hokeja i jeździło na rowerach – i dziewczyny się podrywało na Gałczyńskiego... A tu nadchodzi 11 marca, poniedziałek, siedzimy w Gołębniku, czyli budynku polonistyki, i nagle wpada zdyszany kolega.

– Zebranie! – woła. – Delegat z Warszawy!

Wchodzimy, nabita sala, siedzi delegat z Warszawy. Opowiada nam, co się wydarzyło trzy dni temu w stolicy. Że najpierw 4 marca z listy studentów Uniwersytetu Warszawskiego zostali skreśleni Adam Michnik i Henryk Szlajfer, za to że 30 stycznia brali udział w manifestacji przeciwko zdjęciu z afisza Teatru Narodowego *Dziadów* w reżyserii Kazimierza Dejmka. 8 marca na dziedzińcu UW odbył się studencki wiec protestacyjny i uchwalenie rezolucji. Nagle na teren uniwersytetu wjechały wozy milicyjne, ORMO i tak zwany aktyw robotniczy. Brutalnie zaczęli studentów rozpędzać...

A więc – my, krakowscy studenci, przyłączamy się do protestów! W samo południe 11 marca odbył się wiec na Rynku Głównym, pod Adaśkiem, czyli pomnikiem Mickiewicza. Potem kolejny wiec w Collegium Novum: przyszło tysiąc osób. Przyszedł do nas też rektor Mieczysław Klimaszewski, a jego syn Bolo akurat studiował z nami na roku. Przyszli przedstawiciele władz UJ oraz Zbigniew Regucki, szef Rady Okręgowej Związku Studentów Polskich. Starali się uspokajać nastroje, ale my byliśmy już nastawieni rewolucyjnie. Na tym wiecu uchwalono rezolucję, podobną do tej uchwalonej przez studentów UW, w której domagaliśmy się między innymi przestrzegania konstytucji i przywrócenia na scenę *Dziadów*. Rezolucja miała się w ciągu 48 godzin ukazać w prasie.

Od 11 marca w kilka dni stałem się działaczem, świadomym obywatelem. Ktoś mi podrzucił samizdat o terrorze stalinowskim – Jagoda, Jeżow, Beria... Chłonąłem to z zapartym tchem. Zacząłem nadrabiać historyczne braki, leczyć kompleksy nieuświadomionego chłopaka z Bielska. Jak to? Ci wszyscy wokół są zorientowani. A ja? Chyba jakiś komuch niedouczony!

Wbrcw naszym żądaniom – rezolucja nie ukazała się w prasie. Więc 13 marca, w środę o godzinie 12 postanowiliśmy zwołać kolejny wiec, tym razem pod Żaczkiem, czyli pod akademikiem uniwersyteckim. Dwie godziny wcześniej rektor Klimaszewski zwołał studentów UJ. Błagał:

– Nie wychodźcie stąd, tu jest teren uniwersytetu, tu was nikt nie zaatakuje...

Pod Żaczek przyszli studenci UJ, AGH i z całego miasteczka studenckiego. Nagle ktoś przynosi biało-czerwony wieniec. Pada decyzja:

– Idziemy na Rynek! Składamy wieniec pod Mickiewiczem!

Formuje się spora kolumna. Ruszamy. Zdążyliśmy dojść do ulicy św. Anny. A tam na rogu z Jagiellońską szturm na nas. Milicja, ORMO i tak zwany aktyw robotniczy – wszystko identycznie ze scenariuszem warszawskim. Rzucili się na nas i zaczęli pałować. Do tego gaz i armatki wodne. Krzyk, popłoch, zaczynamy uciekać. Kierujemy się w stronę Collegium Novum – teren uniwersytetu, siłom porządkowym tak sobie tu wejść nie można. A oni jednak weszli. To było drugie takie naruszenie miru uniwersyteckiego po Sonderaktion Krakau... Urządzili nam „ścieżkę zdrowia" – na schodach.

Kiedy nas puścili, zaraz pobiegłem do Teatru STU na Bracką, żeby zdać relację. „Gestapo, skurwysyny"... Człowiek poczuł się bohaterem. Przed dziewczyną można było poszpanować tymi siniakami. Wtedy jeszcze strachu nie czułem. Byłem we wspólnocie.

Zaczęto tworzyć Komitet Studencki. Nie mieszkałem w akademiku, tylko u babci na Świerczewskiego, dzisiaj Studenckiej 1. Do komitetu wybierali takimi działami – w zależności od uczelni, ale też osobno akademiki i studenci z miasta. Zgłosiłem się jako reprezentacja tych z miasta.

– Kolega skąd?

– Polonistyka, UJ, drugi rok.

– Tak jest, proszę bardzo.

Czapka oczywiście z otoczką. Jakieś skojarzenia z *Zezowatym szczęściem*... Choć tam ukochany Kobiela gra studenta nieudacznika, a my to tacy bardzo na serio. Czapka z niebieską otoczką – prawnicy mieli ładniejsze, z amarantową. Mimo wszystko szpan.

Strachu jeszcze nie czułem. Ale poczułem. Jestem u babci, pod wieczór dzwonek do drzwi. Wchodzi mężczyzna o nijakiej twarzy – bez rysów, bez wgłębień, obły wzdłuż i wszerz, wiek też trudny do określenia. Drugi raz takich miałem okazję zobaczyć w stanie wojennym, kiedy musiałem stawiać się na ulicy Mogilskiej, w komendzie głównej. Mężczyzna każe mojej babci wyjść. Po czym mówi do mnie:

– Synu, jak jeszcze raz pójdziesz na strajk, to ojciec wyleci z pracy.

No i nie poszedłem więcej na strajk. Nie mogłem tego zrobić ojcu. Dobrze wiedziałem, że oni tylko czekają na jakiś pretekst, aby go zwolnić.

Łącznie dwadzieścia osób zostało aresztowanych. Pierwszym sekretarzem na polonistyce był wtedy przyszły rektor, profesor Mieczysław Karaś. Baliśmy się go jak ognia, bo uczył języka staro-cerkiewno-słowiańskiego, który był dla nas koszmarem. Karaś piłował nas niemiłosiernie. Ale tu okazał się człowiekiem – wszystkich z aresztu powyciągał. I nikt z listy studentów Uniwersytetu Jagiellońskiego nie został skreślony.

Po latach znalazłem się w jego sytuacji. Podczas stanu wojennego na Mogilskiej, tam gdzie widywałem tych ludzi z nijaką twarzą, musiałem bywać dosyć często. A to dlatego, że z początkiem lat osiemdziesiątych ówczesna rektor PWST, profesor Danuta Michałowska zrobiła mnie rzecznikiem dyscyplinarnym uczelni. I kiedy zaczął się stan wojenny, chodziłem na komendę, by wyciągać naszych studentów aresztowanych na manifestacjach.

Wtedy też każda uczelnia dostała komisarza. Szkole teatralnej przydzielono pana majora. Rektor Michałowska wezwała mnie i mówi:

– Jurku, jako rzecznik dyscyplinarny będziesz rozmawiał z komisarzem.

Po czym patrzę, a tu wchodzi mój znajomy... Major z czasów studium wojskowego na polonistyce, którego uczyłem logiki. Musiał w tamtych czasach przejść kursy pedagogiczne, aby prowadzić zajęcia ze studentami. No i nie mógł sobie poradzić z logiką. Został moim uczniem, za co zwolnił mnie z zaliczenia u siebie – wpis do indeksu dostałem z automatu. Moim zadaniem było wytłumaczyć mu, na czym polega alternatywa.

– Panie majorze, albo pójdzie pan do teatru, albo do kina...

– Ja nie chodzę ani tu, ani tu.

– Dobrze, to inaczej. Ma pan do wyboru: pójść na wódkę albo na kurwy...

– Ooo, taką alternatywę to ja rozumiem.

Tylko taką zrozumiał. Wiedza wchodziła mu do głowy wyjątkowo topornie. W końcu, gdy miał iść na egzamin, wszystkie wzory napisałem mu na teczce. Zdał na dostateczny. Mija ponad dziesięć lat, wybucha stan wojenny i w PWST stawia się komisarz z przydziału – mój major. Ludzki pan.

Kiedy zaczynałem studia polonistyczne, Jerzy Jarocki w Starym Teatrze wystawiał sztukę Tadeusza Różewicza *Wyszedł z domu*. Henryka zagrał Marek Walczewski, Ewę – Ewa Lassek. Oczywiście sztukę obejrzałem. Dla mnie to było wielkie przeżycie i autentyczny szok poznawczy. Ale dopiero rok '68 dopełnił mój odbiór i coś szalenie ważnego uświadomił.

Bohater sztuki Henryk, o którym córka mówi: „Był nijaki (...) był niepodobny do niczego... jak wszyscy..."[6], wyszedł z domu, poślizgnął się na skórce banana i uderzył głową w pomnik. Stracił pamięć. Kiedy wrócił do domu, musiał się

6 Tadeusz Różewicz, *Wyszedł z domu. Tak zwana komedia*, 1964.

wszystkiego uczyć na nowo. Wrócił z głową owiniętą bandażem – nie miał twarzy... Człowiek bez twarzy. Rok '68 uświadomił mi, że to ja byłem bez twarzy, my wszyscy byliśmy bez twarzy! Dopiero trzeba było buntu Marca, aby dostać twarz. Dostać! Nie odzyskać! Bo Henryk twarzy nie odzyskał. Uczył się na nowo bez odpowiedniego kontekstu. Wszystko mu się mieszało ze wszystkim.

Jego żona Ewa twierdziła, że „Cała nadzieja w bodźcach/trzeba go bóść/tymi bodźcami". O nie – bez kontekstu bodźce nie pomogą. Nabodźcowany okazał się całkiem zabodźcowany, i to wszystko. Wciąż był nieuświadomiony – jak francuski poeta, którego cytuje jego córka Gizela. Ten poeta twierdził, że komunizm to „społeczeństwo, którego podstawową komórką będzie para bliskich sobie, szczęśliwych i zakochanych ludzi".

Tylko brat Gizeli, dzieciak małoletni, ma świadomość. Na opowieść siostry wybucha śmiechem. A że cała rodzina w tym momencie je zupę pomidorową, to on opluwa siostrę i ojca zupą. I komentuje opinię francuskiego poety: „Monsieur zapomniał o takich drobiazgach jak sztuczne nawozy, ciężki przemysł, elektryfikacja, opieka społeczna, skrócony czas pracy, chemia... Francuzi są bardzo mili i chcieliby załatwić wszystko w łóżku albo koło łóżka, to ich zaleta narodowa”[7].

No właśnie...

Na czwartym roku wiedziałem już, że chcę jednak iść do szkoły teatralnej. Ale dobrze by było, aby jedne studia zahaczyły o drugie. Zorientowałem się, że piąty rok na polonistyce to pedagogika, metodyka nauczania, praktyka w szkole, bibliotekarstwo i pisanie pracy magisterskiej. Oceniłem, że jestem w stanie pogodzić to z drugim kierunkiem.

Pracę magisterską pisałem z Różewicza. Na seminarium wybrałem poetykę u pani profesor Marii Dłuskiej, twórczyni Katedry Teorii Literatury i wybitnej specjalistki od wersyfikacji. Cudowna postać! Wtedy, tuż przed emeryturą, ale na uniwersytecie gnębiona, bo zdeklarowana katoliczka. Szczególnie gnębiona przez swojego byłego studenta, pierwszego sekretarza na wydziale, Zbigniewa Siatkowskiego – specjalistę od Różewicza.

Chodziłem do pani profesor do domu. Mieszkała w „trumnie”, czyli budynku uniwersyteckim na rogu alei Słowackiego i ulicy Łobzowskiej. Chodziłem segregować książki czy fiszki układać. Oczywiście zawsze sobie mogliśmy porozmawiać.

---

7 Tamże.

Nauczyła mnie czytać poezję, nauczyła wrażliwości i miłości do poezji, takiego intymnego kontaktu z wierszem. Pod jej wpływem ingerencja aktora, który recytuje poezję, zaczęła być dla mnie zakłóceniem. Zacząłem odczuwać, że coś wpycha się między mnie i autora. Z tego powodu potem, w szkole teatralnej, miałem duży kłopot z przedmiotem „wiersz". To wyglądało tak, jakby mój organizm odruchowo, w sposób naturalny, protestował.

Podczas tych rozmów z panią profesor często też opowiadałem jej o swojej działalności artystycznej. I co chwilę było tak:

– Pani profesor, jest festiwal i właśnie tam jedziemy.

– A z czym, synku, jedziecie?

– Ze spektaklem *Kabała* Leśmiana. Ja tam mówię wiersz *Dusiołek*...

– A to teraz mi powiedz.

Pani profesor już wiedziała, że polonisty ze mnie nie zrobi.

– To jaki będzie temat pracy magisterskiej? – pytała.

– Chciałbym o Różewiczu.

– A co, synku, o Różewiczu?

Trochę była zaniepokojona, gdyż bała się Siatkowskiego... A ja chciałem napisać o rozwoju formy teatralnej w dramatach Różewicza. Udowodnić, że coraz bardziej myślał teatrem, nie poezją. Pani profesor się zgodziła. Pracę napisałem na pięć.

Miałem swego czasu benefis w radiowej Trójce. Prowadził to Bronek Maj. I rzucił taką anegdotą: że z okazji tego benefisu dotarł do starego profesora z polonistyki. A ten z trudem sobie przypominał:

– Stuhr, Stuhr... był taki student w latach siedemdziesiątych. Nawet niezły student, pilny, dyplom odebrał. I słuch po nim zaginął.

# Rozdział VI
# Lekcje rozpinania kamizelki

Aby dostać się do szkoły teatralnej, musiałem mieć pozwolenie ministra kultury Józefa Tejchmy. Bo przekroczyłem wiek, dwadzieścia trzy lata – wtedy był limit wieku. Na szczęście takie pozwolenie dostałem. Szkoła mieściła się w budynku przy ulicy Bohaterów Stalingradu. Przed wojną było tu gimnazjum urszulanek, przy ulicy Starowiślnej. Do tego gimnazjum chodziła moja mama... Na korytarzu spotkałem Basię Kóskę – moją koleżankę z Bielska, skrzypaczkę. Studiowała w Wyższej Szkole Muzycznej, w tym samym budynku. Zostaliśmy parą.

Basia mieszkała w akademiku i miała prawo do bonów obiadowych w stołówce przy ulicy Warszawskiej. Ja nie miałem jako ten na drugim kierunku. To kolega doradził, bym korzystał z „bezmięśniaków". Polegało to na tym, że można było dogadać się z kucharkami. Zawsze wlały człowiekowi chochlę zupy, a potem dały porcję ziemniaków z kapustą. Basia dostawała normalny obiad, czyli mięsny. No i dzieliła się ze mną tym kawałkiem mięsa na pół.

Żeby finansowo jakoś stanąć na nogi, trzeba było pomyśleć o zarobku. Zacząłem ambitnie, od nauczania języka polskiego w V LO, obok mieszkania babci Masi. Nie byłem jednak w stanie pogodzić tego czasowo z uczelnią. Najlepiej pasowałoby wziąć roboty nocne. Ale jakie? Przecież węgla nie będę rozładowywał na dworcu Kraków-Płaszów, bo rano mam balet... Nie nadaję się.

Wtedy wpadłem na pomysł chałturzenia. Powtarzam: chałturzenia – dla kasy. Nigdy by mi nie przyszło do głowy nazywać to inaczej. W przeciwieństwie do tych, którzy dzisiaj lubią chałturę nazywać koncertem, telenowelę wydarzeniem, a sitcom hitem sezonu.

Zaangażowałem się do Estrady Krakowskiej, skąd dostawałem przydziały na wodzireja. I tu, proszę Państwa, znowu dodam: nie na darmo owa instytucja nazywała się Estrada. Dzisiaj wszyscy mówią, że idą „na scenę" – konferansjer, piosenkarz, polityk czy zespół rockowy. Otóż nie, oni wszyscy idą na estradę. Scena jest dla Jandy, Polony, Seniuk, Treli, Seweryna i Englerta.

Wieczorem, po zajęciach w szkole teatralnej, pracowałem w znanych krakowskich restauracjach z dansingiem – Warszawiance, Kryształowej i Twardowskiej. Taniec topless, fakir, piosenkarka i ja. Cały czas bojąc się, żeby mnie jakiś profesor nie nakrył – chałtura dla artysty to zabójstwo. Choć niewykluczone, że na mnie akurat przymknęliby oko. Byłem starszy od innych studentów, już z tytułem magistra. Jednak na szczególnych zasadach. Rektor szkoły, Eugeniusz Fulde, kiedy zwoływał naradę, aby rozwiązać jakiś problem na roku, mówił:

– Poproszę przedstawiciela POP, przedstawiciela ZMS i pana Jerzego z racji poprzednich studiów.

Można powiedzieć, że funkcjonowałem na uczelni jako odrębna instytucja... Miało to też ciemne strony. Na przykład nauka tańca. Im człowiek jest starszy, tym trudniej mu nauczyć się tańczyć, w ogóle przełamać swoje opory. Ja się trochę wstydziłem, właśnie dlatego że byłem starszy. Znalazłem się na roku z dziewczyną, którą wcześniej uczyłem polskiego w liceum. A potem wspólny balet.

Musiałem zrezygnować z gry w Teatrze STU, co zbiegło się akurat ze zmianą formuły w Teatrze, więc nie rozpaczałem. Miałem więcej wolnego czasu – mogłem chałturzyć dla zarobku. I bywało intensywnie. Na przykład zdarzył mi się sylwester, podczas którego najpierw w jednym lokalu prowadziłem kotyliona. Potem wskakiwałem do taksówki i jechałem do drugiego lokalu, gdzie opowiadałem dowcip. A potem, znowu taksówką, do trzeciego, by wziąć udział w skeczu lub konkursie. No i ostatecznie wracałem do pierwszego lokalu, by tam zakończyć występy nad ranem. Następnego dnia ludzie opowiadali:

– U nas był fajny wodzirej ze szkoły teatralnej.

– U nas też był taki hecny, i też ze szkoły.

– A jak wyglądał?

– No, blondyn, niewyraźny taki...

– Nasz tak samo wyglądał!

– To może tylko takich w szkole aktorskiej mają?

Sztuki wodzirejowania uczył nas Zdzisław Zazula – zasłużony aktor Starego Teatru. Ale to intensywne bieganie po lokalach spowodowało, że zacząłem mieć uraz do publicznych zabaw. Natomiast kiedy Felek Falk przyszedł do mnie ze scenariuszem *Wodzireja*, powiedziałem mu:

– No to teraz posłuchaj. Ja ci dopiero opowiem o tym fachu... Byłeś w garderobie Twardowskiej? Nie? No właśnie...

Przykleił się do mnie ten wodzirej na lata. W czasach kiedy byłem rektorem krakowskiej PWST, zdarzyła się dosyć kuriozalna sytuacja. Pewnego dnia wychodzę z zajęć ze studentami, a tu podchodzi do mnie jakiś mężczyzna i mówi:

– Mam serdeczną prośbę. Moja córka zdaje maturę i pomyśleliśmy, że najlepiej będzie, jeśli pan poprowadzi zabawę. Możemy zapłacić do tysiąca złotych.

Z drugiej strony, jak to się mówi: „nie ma tego złego…". Zdolność kabaretowej interakcji z publicznością doskonale mi się sprawdza w *Kontrabasiście*, monodramie, który gram od wielu lat.

W szkole teatralnej zaczęła się też moja przygoda radiowa, która z czasem przejdzie w przygodę telewizyjną. W 1968 roku na zlecenie szefowej Programu III Polskiego Radia, Ewy Ziegler, pracujący dla radia w Krakowie Michał Bobrowski zorganizował cykl programów estradowych *Wieczór w Nowym Żaczku*, którego poszczególne odcinki nazywały się *Spotkaniami z balladą*. Brali w nich udział Marek Pacuła i Krzysiek Materna.

Marek na polonistyce był rok wyżej ode mnie, Krzysiek natomiast był studentem szkoły teatralnej. No i Maternę z tejże szkoły wylali – za wojsko. Nie chodził na studium wojskowe, z lenistwa. Duża szkoda, bo Krzysiek był zdolny i miał dobre warunki. W ten sposób w *Spotkaniach* zrobił się wakat. Wtedy Marek przypomniał sobie o mnie. Wciągnąłem się, zacząłem się specjalizować w tych wspomnianych interakcjach z publicznością.

Wszyscy byliśmy w Zrzeszeniu Studentów Polskich. Klub „Pod Jaszczurami" na Rynku stał się naszym klubem. Na górze w tej samej kamienicy mieściło się biuro ZSP. Zacząłem prowadzić imprezy zlecane przez Zrzeszenie, na przykład wybory najmilszej studentki Krakowa. Jednego roku drugie miejsce w konkursie zdobyła moja Basia. Jej zdjęcie pojawiło się na okładce „ITD". Byłem dumny jak paw. Kolegom pokazywałem.

Z drugiej strony – z Krzyśkiem Jasińskim poprowadziliśmy w 1972 roku wiec powitalny Fidela Castro w Krakowie. Polacy Fidela podejmowali niemal pod nogi, bo przyjechał zrobić awanturę, że dwa tygodnie wcześniej został zaproszony do Polski prezydent USA Richard Nixon. Fidel grzmiał, walił czapką o stół, opieprzał towarzysza Gierka i dementował plotki o swoim zawale serca, które „wymyślili imperialiści". Niekonwencjonalny, prawdziwy rewolucjonista, był potraktowany przez ówczesne władze równie niekonwencjonalnie. W Katowicach dostał w prezencie galowy mundur górnika – i przez jakiś czas w nim paradował. W Krakowie z kolei... władze zrobiły wszystko, by poczuł się jak macho. Został zabrany na striptiz do Twardowskiej. Do Hotelu Polskiego na striptiz było bliżej z centrum, ale prawdopodobnie specjalnie wybrano Twardowską, że na uboczu, na Krzemionkach. W ramach udowodnienia, iż jego kondycja jest w jak najlepszym stanie, zaproponowano mu, aby zagrał w hali Wisły w koszykówkę ze studentami. Wiadomo było, że to jego ulubiona dyscyplina sportu. Studenci zostali podzieleni na dwie grupy, do jednej dołączył dyktator w dresie... Oczywiście jego drużyna wygrała.

Na ulicach tłumy, a my jako przedstawiciele ZSP mamy przywitać go w miasteczku studenckim. I krzyczymy:

– *Cuba si! Janki no! E viva Fidel!*

Do wręczenia mu kwiatów wystawiliśmy jedną z wybranych najmilszych studentek. Zbliża się kolumna Fidela, on z otwartego samochodu macha, a tu nagle wyskakują panowie z ochrony. Łapią naszą najmilszą, zabierają jej kwiaty, a ją wypychają do tyłu. Po czym z tłumu wyciągają dziewczynę, pierwszą z brzegu, i każą jej iść do Fidela z bukietem.

Wieczorem odbywała się operatywka w Zrzeszeniu, podsumowanie dnia. I my wtedy do szefa ochrony z pretensjami, coście nam zrobili z tą dziewczyną?!

Na co on odpowiada:

– Panowie, jak wam się chce notowaną kurwę wybrać na najmilszą, to jest wasza sprawa. Ale notowana nie będzie wręczać kwiatów Fidelowi!

Kompletnie zgłupieliśmy. Do głowy by nam nie przyszło, że kurwa, i to jeszcze notowana...

Przy tych wszystkich imprezach: spektaklach, festiwalach, chałturach – jednocześnie przechodziłem ostrą naukę zawodu. I tu zderzyłem się z kolejnym smokiem, nawet dwoma.

Pierwszy smok – syndrom jedynaka, w moim przypadku jeszcze jedynaka z rodziców jedynaków. Okazało się, że w szkole teatralnej od rana do wieczora jest się razem. Podobnie w teatrze – wszyscy o sobie wszystko wiedzą, wchodzą z kopytami w życie prywatne. A ja byłem przyzwyczajony do bytu samotniczego. Taki tryb – życia w komunie – męczył mnie i uwierał. Musiałem do tego się z bólem przyzwyczajać.

Drugi smok – kwestia wrażliwości. Okazało się, że mam problem z okazywaniem emocji. Że muszę pozbyć się powściągu odziedziczonego po ojcu. Słowem – rozpiąć kamizelkę.

Zaczęło się na zajęciach z Jerzym Jarockim. Niezwykle staranny, wymagający, upierdliwy. Charakteryzował się tym, że wymagał od aktora, aby ten wykonał wszystko to, co umiał sam Jarocki. Zawsze mówił:

– Czy mam wyjść i panu to pokazać?

– Nie, nie – odpowiadałem – najpierw sam spróbuję.

– Bo wyjdę i pokażę.

No i oczywiście pokazywał, mimo naszych protestów. A student wiedział, że nigdy nie zrobi tego tak samo. Trzeba było mieć do niego stalowe nerwy. Uczył jednak zawodu genialnie.

Miałem zagrać Henryka w *Ślubie* Gombrowicza. Bardzo trudne zadanie. Bo na czym polega trudność Gombrowiczowska? Że Henryk cały czas jest w wielkich emocjach. Wraca do domu rodzinnego po wojnie, widzi jakieś dziwolągi – rodzice to czy nie rodzice? Z jednej strony emocje, a równocześnie on myśli bardzo logicznie. Połączenie ognia z wodą. Najtrudniejszy w tym był monolog Henryka. No więc walczę z tym i walczę. Jarocki słucha i mówi nagle:

– Skreślimy ten monolog, pan go nigdy dobrze nie powie.

– Ale dlaczego? – pytam.

– Pan nie ma tego typu wrażliwości.

Zabolało jak diabli! Mogłem dostać dwójkę na półrocze w liceum z matematyki, mogłem łacinę oblać na polonistyce. To wszystko było do naprawienia. Ale brak wrażliwości?! Tego się przecież człowiek nie nauczy. W poczuciu kompletnej przegranej natychmiast udałem się do Barcelony. To była knajpka na rogu ulic, zaraz koło szkoły, zwykle uczęszczana przez studentów różnych uczelni. Tam odbywały się zawody – który wydział wypije więcej piw. Posiedziałem w Barcelonie, kilka kufli w siebie wlałem, dochodząc do wniosku:

– O nie! Nie dam się. Udowodnię, że potrafię!

I tak zagrałem, że Jarocki przeniósł mnie z trzeciego roku na czwarty rok. Zawnioskował radzie wydziału o przeniesienie i po uzyskaniu kolejnej zgody od ministra Tejchmy udało się. Ale Jarocki wiedział, komu coś takiego może powiedzieć: „Pan nie ma wrażliwości". Że jestem typem, który parkiet zje, by udowodnić, że on się myli. Twarda ręka świetnego pedagoga.

Dzisiaj tego typu metody nauczania nie mają szans. Dzisiaj student oczekuje, że będzie chwalony. Bo jak nie... Kilka lat temu usłyszałem od studenta:

– Jeszcze tylko trzy negatywne uwagi od pana zniosę.

Odpowiedziałem: – Dobrze, że mnie pan chociaż o tym informuje.

Dlatego wolę ze studentami robić dyplomy. Wtedy bardziej jestem reżyserem niż pedagogiem.

Nagle znalazłem się na czwartym roku, w grupie studentów, którzy już mieli na koncie po trzy dyplomy. Wśród nich Krysia Tkacz, Marzena Trybała, Janusz Rewiński. I został do zrobienia jeden dyplom, *Wiśniowy sad* Czechowa. Reżyserował Bronisław Dąbrowski, wieloletni rektor i dyrektor Teatru Słowackiego. I tu, w *Wiśniowym sadzie*, znowu pojawił się problem emocji. Grałem

Łopachina. Dąbrowski był tradycjonalistą, a ja chciałem tego Łopachina tak trochę nowocześniej pokazać. Tymczasem on mówi:

– Stuhr, musisz grać chłopa.

– Ale jak, panie profesorze, gra się chłopa?

– Ło taaak! – pokazuje.

Chwilę gram „ło taaak", ale potem znowu ściągam środki.

Więc Dąbrowski krzyczy z widowni:

– Stuhr, chłop, chłop! Nie widzę chłopaaa!

Kolejna lekcja rozpinania kamizelki.

A kiedy przyszło do napisania pracy magisterskiej, poszedłem do profesora Stanisława Burkota. Zapytał, co pisałem na polonistyce. Różewicz.

– Wie pan, że od tego czasu Różewicz napisał trzy kolejne sztuki, *Akt przerywany*, *Rajski ogródek* i *Na czworakach*? To proszę dodatkowo je omówić i będzie pan miał komplet.

W dwa miesiące to napisałem. Dyplom, praca – i stałem się zawodowym aktorem.

13 lutego 2017 roku Państwowa Wyższa Szkoła Teatralna w Krakowie obchodziła jubileusz siedemdziesięciolecia. Zjechali się absolwenci wszystkich możliwych roczników. Wraz ze studentami zagraliśmy sceny z *Wesela*, w (nieobowiązującej) inscenizacji Doroty Segdy ze scenografią Barbary Hanickiej i z muzyką Stanisława Radwana.

Jako były student, potem dwukrotny rektor tejże uczelni, teraz miałem przyjemność być Dziennikarzem.

# Rozdział VII

# Osaczony przez smoki

Wiosna 1972 – zbliżał się koniec roku akademickiego. Poszedłem do Jarockiego z prośbą, aby mnie zarekomendował do Starego Teatru. On na to, że nie może, bo już rekomendował Joasię Żółkowską i Jerzego Radziwiłowicza, z którymi zrobił dyplom w Warszawie. Zacząłem prosić, że przecież nie wrócę do Bielska... Bez skutku. Po czym mija kilka tygodni, spotyka mnie Jarocki w szkole i pyta wzburzonym głosem, dlaczego nie poszedłem do dyrektora Gawlika. Patrzę zdziwiony:

– Dlaczego miałem iść?

– Przecież pana rekomendowałem! Proszę natychmiast iść do Gawlika!

Pobiegłem do dyrektora Jana Pawła Gawlika, a na drugi dzień byłem już w Starym Teatrze. Tego roku przyszło nas troje: Joasia Żółkowska, Jurek Radziwiłowicz i ja.

Miałem świadomość, że przekraczając próg Starego, wchodzę w całkiem inny świat. Że w teatrach studenckich można było wiele, a tu obowiązują pewne zasady. Że trzeba dorosnąć, stać się mężczyzną. Że jest prestiż i trzeba zacząć pracować na swoje nazwisko. Zbiegło się to z dorastaniem w życiu prywatnym. Jesienią 1971 roku wzięliśmy z Basią ślub cywilny, w grudniu kościelny. W tym czasie Basia też kończyła studia, po czym dostała się do pierwszych skrzypiec prestiżowej orkiestry Capella Cracoviensis, prowadzonej przez Stanisława Gałońskiego. Zaczęliśmy nowe życie.

Tymczasem w Starym wielkie poruszenie – Konrad Swinarski rozpoczyna *Dziady*. Wiadomo było, że szykuje się ogromne przedsięwzięcie, że cały zespół będzie w to zaangażowany. W tej sytuacji mogłem mieć pewność, że i ja dostanę rolę. Jurek Trela chodził z Mickiewiczem pod pachą – to było takie wielkie żółte wydanie, i je studiował. Wiedział, że będzie Gustawem-Konradem. Znaliśmy się z Jurkiem z Teatru STU, teraz stał się jakby moim cicerone w Starym. Spytał, co chciałbym zagrać w *Dziadach*. Szczerze powiedziawszy, nie byłem entuzjastą romantyków. A jeśli już, to zdecydowanie wolałem Słowackiego od Mickiewicza. Bez entuzjazmu odpowiedziałem:

– Może jednego z celi?

Ale wiedziałem jednocześnie, jak niezwykle ważna w *Dziadach* jest scena egzorcyzmów. Zasugerowałem więc, że mógłbym zagrać Belzebuba. I tak poznałem geniusza – człowieka osaczonego przez smoki. Konrada Swinarskiego.

Mój „Niemiec" przy jego „Niemcu" to był pikuś. On naprawdę wywodził się z Niemców i całe życie musiał walczyć z okupacyjną i powojenną traumą. Ojciec Polak był oficerem Wojska Polskiego – zmarł, kiedy Konrad miał zaledwie sześć lat. Matka, wywodząca się z niemieckich Ślązaków, dopiero dzięki mężowi nauczyła się języka polskiego. Po jego śmierci przeniosła się z dwoma synami do Wieliczki. Tam zastała ich wojna. Miejscowi Niemcy, żyjący w Wieliczce od stuleci, nie chcieli podpisać Reichlisty. Swinarska podpisała... Konrad jako chłopiec był w Hitlerjugend, a jego starszy brat na ochotnika wstąpił do Waffen SS i zginął w ostatnich miesiącach wojny. W 1945 roku matka z Konradem wyprowadziła się do Katowic. Tam oboje zostali aresztowani na podstawie dekretu o zdrajcach narodu. Konrada wypuszczono, bo miał zaledwie szesnaście lat. Matkę umieszczono w obozie w Mysłowicach, gdzie zmarła na tyfus.

Kiedy studiował w Sopocie, natknął się na kobietę z Wieliczki. Wysyczała na jego widok:

– To gówno hitlerowskie jeszcze żyje?

W Starym o tym się nie mówiło. W temat bardziej wtajemniczeni byli starsi koledzy. Krążyły tylko jakieś plotki: że niby jako dziecko siedział na kolanach u Goebbelsa lub Franka...

Z taką traumą przystępował do pracy nad najbardziej polskimi tekstami jak *Dziady*, *Nie-Boska komedia* i *Wyzwolenie*. I być może dlatego potrafił z nich wydobyć coś, czego inni nie dostrzegali. Polski Niemiec i niemiecki Polak – odmieniec, wyklęty, człowiek złożony z samych emocji.

Już okoliczności, w których zdecydował się na wystawienie Mickiewicza, mówiły o nim wszystko. Latem 1972 roku wrócił z Zurychu w bardzo złym stanie psychicznym i fizycznym. Miał stany lękowe, które zapijał wódką. Dyrektor Starego Gawlik uświadomił mu, że powinien iść się leczyć. Trafił do kliniki. Tam Gawlik przyniósł mu do poczytania *Warszawiankę*, że może z tego byłaby jakaś inscenizacja. Ale Konrad stwierdził – błahe. To mu Gawlik przyniósł *Dziady*. Już następnego dnia Swinarski miał wizję, jak to zrobić. Dojrzał w *Dziadach* metafizykę.

Przeczytał Gustawa-Konrada poprzez chorobę. Zgodnie z czasem, w którym miał to wystawić. Wszyscy wtedy fascynowaliśmy się pismami profesora Antoniego Kępińskiego. Targały nami emocje – jak Gustawem-Konradem drgawki epileptyczne. To miał być protest organizmu wobec natężenia w wadzeniu się z Bogiem. To było wadzenie się Konrada Mickiewiczowskiego, ale i Konrada Swinarskiego. Metafizyka przeżywana na łóżku w klinice. I przeciwstawiony temu ironiczny kontrapunkt – bo taki właśnie był Swinarski. Wymyślił na przykład, że w *Wielkiej Improwizacji*, kiedy Konrad wzlata ponad światem, chłopi jedzą jajko na twardo. Metafizyka i rzeczywistość – samo życie! Paradoks człowieka, paradoks konfliktu ludzkiego i klasowego, paradoks życia!

Spotkaliśmy się w tej sferze metafizycznej. Już wiedziałem, że chcę być Belzebubem. Moim dodatkowym atutem była dobra kondycja fizyczna. Byłem nieźle wygimnastykowany. Konrad potrzebował skocznego, ruchliwego Belzebuba. Choć jeszcze pomysłu na tę postać nie miał. Po czym zwraca się do mnie z taką propozycją:

– Wie pan [jeszcze byliśmy na pan], jest taka rola w *Dziadach*, właściwie nienapisana, którą chciałbym połączyć część drugą, trzecią i czwartą... Pan jest po filologii polskiej. Niech się pan przyjrzy utworowi, gdzie oprócz egzorcyzmów jeszcze mogłaby się pańska postać narodzić?

Mówię, że w *Prologu*. Jest przecież czarny anioł, biały anioł i diabły. To i Belzebub mógłby być. Dobrze, mamy dodatkowy epizodzik. Potem zacząłem się przyglądać scenom, które Swinarski konstruował. I znowu proponuję: w *Salonie warszawskim* jest Lokaj. Może być? Proszę bardzo! Potem jest ten, który w *Wielkiej Improwizacji* kończy frazę. Kiedy Konrad woła: „Nie jesteś panem świata, tylko...", ktoś dopowiada: „...carem!". Następny epizodzik. Na balu u Senatora kolejny Lokaj. I tak zbierałem, zbierałem. Na szczęście te role nie były jeszcze przez nikogo obsadzone. Z epizodu na epizod obaj z satysfakcją zaczęliśmy zauważać, że rodzi się ciąg metafizyczny.

Wyszła duża rola – wyczerpująca fizycznie. Raz zakładałem rogi, raz je ściągałem. Chodziłem na treningi gimnastyczne. Występujące obok mnie diabełki to byli akrobaci. A niektóre figury musiałem z nimi razem wykonywać, na przykład przewrót w przód. Na końcu była scena, w której Trela wywijał mną niemiłosiernie. Trenował mnie Marek Lech, który w szkole teatralnej uczył różnych sztuk walki.

Podczas prób mogłem obserwować Swinarskiego. Miałem ten komfort, że cały czas stałem na podeście specjalnie na rzecz naszego spektaklu wybudowanym, który szedł przez cały budynek teatru. Na nim miały się rozgrywać kolejne sceny. A ja czekałem, raz jako Lokaj, raz jako Mistrz Ceremonii w salonie, kiedy Senator gra w karty. Konrad, reżyserując, siedział obok podestu. Siłą rzeczy godzinami na niego patrzyłem. I widziałem, co się z tym człowiekiem dzieje – z próby na próbę, wraz ze zbliżającą się datą premiery. Jak coraz mocniej tym żyje. Jak smoki coraz ciaśniej go osaczają... Wszystko odbierał fizycznie. Twierdził, że scenę uznaje za dobrą, kiedy przestaje mieć uczucie fizycznego spięcia. Potrafił wymiotować, mdleć, nocami nie sypiał. Spalał się – a my byliśmy w stanie iść za nim w ogień.

Bywało też na próbach komicznie. Zwłaszcza na początku, kiedy dopiero te sceny powstawały. Na przykład: scena kopulacji. Jarocki wszystkie sceny potrafił wygrać – Swinarski nie. Czasem coś zagrał, pewnych ról jednak w ogóle się nie tykał. Lecz kiedy podpowiedział Wiktorowi Sadeckiemu, że powinien tu odbyć stosunek z pierzyną... to sam ten akt mu pokazał. Istna rozkosz. Zarykiwałem się ze śmiechu.

Lub historia Automedona – ta akurat dotyczy kolejnej realizacji, czyli *Wyzwolenia* Wyspiańskiego. Ale przytoczę, by pokazać, jaki był Swinarski. Jest w *Wyzwoleniu* scena, kiedy Konrad, również grany przez Trelę, ma być oślepiony szablą. I krzyczy: „Automedonie, wróć!". W przerwie Trela schodzi do palarni i mówi:

– Kondziu, słuchoj że, wytłumacz mi, kto to ten Automedon jest?

– No wiesz, kurrrwa... – rozkosznie wymawiał „r", gardłowo, wibrująco, tak z niemiecka – na razie to kojarzy mi się ze środkiem do mycia auta. Ale jutro ci powiem.

Cudowna scena, komiczna, która też mi uświadomiła coś ważnego. Dla nas Swinarski był już wyrocznią. Światowym człowiekiem, znającym Zachód i języki. Kiedy wyjeżdżaliśmy na festiwale do Niemiec, Wielkiej Brytanii czy Austrii, to on wiedział wszystko. Począwszy od miejsc, które należy zobaczyć, a skończywszy na obsłudze klimatyzacji w hotelu lub automatu biletowego w metrze. A tu proszę – nie wstydzi się, że nie wie. Weźmie encyklopedię i znajdzie. Na razie do tego jeszcze nie doszedł, bo analizuje II akt. Ale dojdzie.

Krakowska inscenizacja *Dziadów* była pierwszą po zdjętych z afisza *Dziadach* Dejmka. Teatry polskie umówiły się, że póki nie będzie Dejmkowego wznowienia, nikt *Dziadów* nie wystawi. Dyrektor Gawlik pojechał pertraktować z Dejmkiem, tłumacząc, że Gomułki już nie ma, Gierek jednak się od niego różni, a nowemu pokoleniu należy się dzieło narodowe. Dejmek powiedział: „Proszę bardzo", acz z niechęcią. Byli tacy, którzy uznali krakowskie przedstawienie za zdradę... To był dodatkowy smok siadający na plecach Swinarskiego.

Musieliśmy grać próbę generalną dla władz, które reprezentowali partyjni krytycy i esbecy. Z wcześniejszą zapowiedzią Józefa Klasy, sekretarza komitetu miejskiego PZPR, że wystarczy jeden szum na sali – a spadamy z afisza.

Na samej premierze Konrad nie mógł być. Nie potrafił. Siedział poza teatrem, całkowicie rozdygotany; Ania Polony zostawiła go pod opieką swojej matki. Cały dzień niczego nie wziął do ust. I dopiero kiedy dostał wiadomość telefoniczną od dyrektora Gawlika: „Mamy sukces!", mógł wstać z łóżka, coś zjeść, zacząć rozmawiać. Był jednak tak wykończony, że... swoim małym fiacikiem odwiozłem go do kliniki na Kopernika.

Kochał aktorów. Stał się dla nas bliskim kumplem – Kondziem. Zawsze w swetrze i sztruksach, odpalający papierosa od papierosa, żywo gestykulujący, z bogatą mimiką twarzy, wciąż w ruchu i biegu, taki brat łata. Nasz Kondziu.

Miał żonę Barbarę, ale w Krakowie mieszkał sam, w ciasnym mieszkanku nad teatrem, właściwie nic nie posiadając. A my potrafiliśmy spędzać u niego całe noce. „Szukaliśmy konstelacji" – jak sam lubił te posiaduchy nazywać. Wtedy nawet pojawił się w moim małżeństwie kryzys, bo na tyle byłem zafascynowany Konradem, że przystąpiłem do jego ścisłej grupy. Jurek Trela, Wojtek Pszoniak, potem Joasia Żółkowska i ja z tych najmłodszych roczników.

Miał niesamowite odruchy serca. Na premierze *Dziadów* dał Jurkowi Treli z wdzięczności kurtkę irchową, którą przywiózł gdzieś z Europy. Ściągnął z siebie:

– Masz, nie mam co ci dać.

Pamiętam, że kiedy dostał jakiś order, zapomniał sobie skarpetek do lakierek włożyć i z gołymi nogami poszedł. Dopiero Ania Polony pobiegła mu te skarpetki kupić. Genialny, kochany Kondziu. Tak fascynujący w dyskusji i analizie, i tak bezradny w życiu.

W 1975 roku zaczęliśmy próby do *Hamleta*. Miałem grać Horacego. Nagle Konrad mówi:

– Horacy wcale nie jest przyjacielem Hamleta.

– Jak to?!

– Wyobraź sobie. Jesteś z księciem na jednym roku na uczelni, w Wittenberdze. Jemu umiera ojciec. A ty pierwszy jedziesz na dwór, w tajemnicy przed nim. To po co? Z przyjaźni? Nie. Po to, aby skorzystać z sytuacji i wkręcić się, zrobić karierę polityczną.

Zupełnie mnie tym zaskoczył. Niesamowite! W takim razie mam szansę zrobić rolę, która w ogóle nie mieści się w głowie widzowi. I znowu Konrad namawiał, żebym przychodził na wszystkie próby.

– Patrz, gdzie on jeszcze mógłby podsłuchiwać, w której scenie dodatkowo się pojawić.

Szukaliśmy dwuznaczności tej postaci.

Przy *Hamlecie* wyszedł też problem. Konrad uważał, że za szybko realizuję zadanie aktorskie. Dla niego za szybko stawało się podejrzane – hochsztaplerka, prestidigitatorstwo. Taki Jurek Trela dokopywał się z mozołem. Trwało to i trwało, efekt zawsze był niezwykle mocny. A do mnie na próbach Konrad mówił:

– Za szybko, kurrrwa, za szybko!...

Potem wyszedł całkiem inny problem – i tu Konrad okazał się przyjacielem. To był czas *Spotkań z balladą*. Póki działy się w Żaczku albo w miasteczku studenckim w klubie „Przytulisko", a nawet póki były tylko transmitowane przez radiową Trójkę, gwarantowały anonimowość. Po czym dostaliśmy program w telewizji. I nagle stałem się popularny. Przychodzi wieczór w teatrze, wychodzę na scenę, a tu na sali śmiechy. No bo to ten śmieszny z telewizji... Koledzy też zaczęli robić sobie kpiny. Nowicki mówił:

– Nie wejdę z estradowcem na scenę!

Zwierzyłem się Konradowi, że nie wiem, co mam z tym zrobić. Ciężko zrezygnować, bo pieniądze dobre. Z drugiej strony... On na to, żebym się nie przejmował. Że w Łodzi, kiedy był w szkole filmowej, robił programy rozrywkowe w telewizji. Znał życie z każdej strony.

I znowu gruchnęła po teatrze wieść: Swinarski chce robić *Operę za trzy grosze*. Dwadzieścia lat wcześniej otrzymał stypendium i wyjechał na staż reżyserski do Berliner Ensemble. Został asystentem Bertolta Brechta. Zaczęto go uważać za ucznia Brechta. *Opera za trzy grosze* szczególnie go fascynowała. Bo fascynowało go zło.

Już aktorzy zostali zaangażowani, kiedy Konrad do mnie mówi:

– Będziesz współreżyserem.

– Zwariowałeś, daj spokój!

– Poczekaj, bo ja mam taki pomysł. Cała akcja niby będzie się rozgrywać na scenie, ale śmierć Mackie Majchra chcę przenieść do centrum dzielnicy porno. I tobie daję do zrobienia tę dzielnicę.

Potem śmiał się, że załatwi mi u ministra Tejchmy stypendium na St. Pauli w Hamburgu, żebym sobie dokładnie pooglądał. Wspólnie wymyśliliśmy, że foyer teatru zmieni się w różową dzielnicę porno z budkami. I w zależności od tego, co chciałby widz zobaczyć, wchodziłby do budki „maso" lub „sado", działających na zasadzie fotoplastykonu: kawałek odsłoniętego ciała, jakieś jęki, strzał z bicza... A pośrodku dzielnicy szubienica, na której zawiśnie Mackie Majcher. Konrad wychodził z założenia, że jak ktoś będzie się nudził samą sztuką, zawsze będzie miał okazję wyjść do foyer i sobie pooglądać czy raczej popodglądać. Był obrazoburcą, ale nie dla sensacji i demoralizacji. To obrazoburstwo zawsze u niego było po coś!

*Hamleta* w próbach mieliśmy na dosyć zaawansowanym etapie. *Opera za trzy grosze* żyła w naszej wyobraźni. No i?... Nie doszło do premiery *Hamleta*, nie doszło do premiery *Opery za trzy grosze*. Koniec.

Konrad powtarzał, że najbardziej lubi przebywać w samolocie, czyli nigdzie. Twierdził, że samoloty to latające trumny. Radzieckie samoloty nazywał „latającymi kibitkami". Zginął w katastrofie lotniczej 19 sierpnia 1975 roku pod Damaszkiem. Leciał radzieckim Ił-em 62.

Wpoił we mnie absolutne przekonanie do tego, co się robi. Patrząc na niego, myślałem:

– Tak trzeba, inaczej to nie ma sensu. Inaczej to lepiej zmienić zawód, a nie w lustro się gapić w garderobie przez całe życie.

Nauczył mnie, że przede wszystkim trzeba być człowiekiem. Artystą tylko się bywa.

# Rozdział VIII

# Teatr, którego już nie ma

Aktor to jednowieczorna łątka, raz na czas miewająca poczucie artystycznego spełnienia. Jak pewnego styczniowego popołudnia w 2003 roku.

Tego popołudnia mieliśmy z Basią zaszczyt wziąć udział w obiedzie u Jana Pawła II. Podano zupę. W trakcie jej spożywania papież mnie zagadnął. A było to dwa lata przed jego śmiercią, mówił już z wielkim trudem:

– Ja pana widziałem na scenie... w *Dziadach*.

Chwilę zastanawiałem się, co odpowiedzieć. Znałem poczucie humoru papieża, więc spróbowałem kontrowersyjnie:

– Ojcze Święty, ale ja tam grałem Belzebuba...

Znowu cisza. Jemy zupę. Po czym papież na mnie patrzy aktorskim okiem. I ja na niego patrzę aktorskim okiem, dostrzegając w jego oczach figliki.

Papież mówi: – Ról się nie wybiera – odkłada łyżkę, palcem pokazuje na mnie i na siebie – Belzebub i Papież, takie role przyszło nam grać. I gramy je, i siedzimy razem przy stole.

Aktor to jednowieczorna łątka. Kiedy sobie to uświadomi, podchodzi do zawodu z pokorą. A pokora w tym zawodzie jest nieodzowna – tego nauczyli mnie mistrzowie. Nauczyli mnie również tego, że najpiękniejszy artystyczny mozół zaczyna się od „nic nie wiem". I tego, że na scenie trzeba pokazywać człowieka, a nie ideę, plakat, hasło. Oraz tego, że teatr powinien babrać się w duszy człowieka – ale nigdy go nie upokarzać. Mam poczucie, że dzisiaj w teatrze tych wartości jest coraz mniej. Dlatego swoim studentom mówię:

– Opowiem wam o teatrze, którego już nie ma.

Rola Belzebuba otwarła mi drzwi do kariery scenicznej. Okazało się, że Andrzej Wajda uważnie obserwował mnie podczas premiery *Dziadów*. A miał problem, bo Wojciech Pszoniak, grający u niego w *Biesach*, odchodził do Teatru Powszechnego. Przedstawienie cieszyło się wielkim sukcesem – ja sam byłem nim zafascynowany; obejrzałem go piętnaście razy – więc dyrekcji zależało, aby zatrzymać je w repertuarze. Kostiumy do *Dziadów* robiła Krystyna Zachwatowicz, żona Wajdy. Powiedziała o mnie Andrzejowi – żeby się przyjrzał, bo może to byłby nowy Piotr Wierchowieński w *Biesach*. Obsadzenie mnie wiązało się oczywiście z ryzykiem. Pszoniak był uznanym aktorem, ja dopiero zaczynałem. Wajda chciał zaryzykować.

Dla mnie wielkie wyzwanie i wielki dylemat. Pszoniak tę rolę już mocno sobą zaznaczył, stworzył kreację. W takim razie jak ja mam to grać?

– Proszę grać jak Wojtuś... – odpowiedział Wajda.

To samo powiedział Sadecki, grający ojca Wierchowieńskiego: – Masz siedem prób. To rżnij Wojtka, a potem sobie zrobisz rolę.

Niewiele czasu. Tylko siedem prób – i wbiegam na scenę jak Wojtek, po czym odzywa się Janek Nowicki, grający Stawrogina:

– Stop! A dlaczego kolega robi plagiat Pszoniaka? Kolega nie ma własnej koncepcji postaci?

Myślałem, że umrę ze wstydu... Po latach miałem okazję poznać we Włoszech Ferruccia Soleriego, który zastępował legendarnego Morettiego w *Słudze dwóch panów*. Moretti był chory na raka i nie miał już sił występować, a ta rola wymagała niezwykłej siły fizycznej. Podczas tournée po Stanach Zjednoczonych Moretti siedział na widowni i pilnował roli Arlekina. Soleriemu nie wolno było nawet palcem kiwnąć po swojemu, jak mi opowiadał. Taka była zasada. Ot, różnica między aktorstwem włoskim a tradycją polskiego realizmu psychologicznego.

Wierchowieńskiego przyszło mi grać przez dziesięć lat. Ciosałem go przez te lata, żeby ostatecznie wygrać w nim coś z siebie. Ale Wajda w tym swoim oczekiwaniu miał wiele racji. Chodziło o to, że spektakl był grany w szybkim tempie – na tym miało polegać założone opętanie, ten klimat świata obsiadłego przez biesy – i Wojtek w dużej mierze to tempo nadawał. Moim zadaniem było do tego rozpędzonego pociągu wskoczyć tak, aby go nie spowolnić.

Po czym dostaję kolejne zastępstwo – za Marka Walczewskiego w *Matce* Witkacego. Tym razem spektakl reżyserował Jarocki. Wykreowany przez Marka Leon to znowu tak silnie poprowadzona rola, że nie miałem wyjścia – trzeba było grać „pod sznurek". Tym razem próby trwały długo. Były analityczne, jak to u Jarockiego. Różnica polegała na tym, że poprowadził mnie w roli Leona bardziej „pod dziecko", podczas gdy Walczewski grał wynaturzonego potwora.

1976 rok – *Emigranci* Mrożka, znowu w reżyserii Wajdy. Bardzo ważne podsumowanie pierwszego etapu mojej pracy. Rola od początku do końca budowana przeze mnie. A już miałem na koncie kilka ról. Bo to nie tylko zastępstwa. Po drodze jeszcze była *Noc listopadowa* (Wajda), *Proces* (Jarocki) i farsy grywane na deskach sceny kameralnej (Markuszewski). Lecz to *Emigranci* stali się tym ważnym egzaminem z dojrzałości zawodowej. Do tej pory zbierałem doświadczenie. Teraz mogłem je już w pełni wykorzystać. Byłem AA, Jurek Bińczycki XX. Przeciwieństwa psychofizyczne. On wielki, zwalisty, nauka tekstu zawsze sprawiała mu kłopot, dlatego wolno osiągał efekt. Ja natomiast uczący się szybko, no i szybko wchodzący w postać. Wajda te nasze cechy postanowił doskonale wykorzystać. Odkrył, że *Emigranci* są starciem Czepca z Dziennikarzem z *Wesela*.

Że tu jest mowa o atawistycznej nienawiści między inteligentem a chłopem. Czyli ten polski problem życzeniowy: z polską szlachtą polski lud.

Pół roku próbowaliśmy, siedząc w garderobie i grając do siebie. Po czym Andrzej przyjechał i w dwa tygodnie ustawił całe przedstawienie.

Tę postać budowałem na podstawie doświadczeń zawodowych, ale i życiowych. Już jeździliśmy wtedy po Europie z przedstawieniami. To były takie nasze pierwsze niuchy na Zachód. Pamiętam, jak z Jurkiem Radziwiłowiczem byliśmy na Checkpoint Charlie – słynnym przejściu granicznym między NRD a Berlinem Zachodnim. Można było wejść na wieżyczkę obserwacyjną, z której widać było Wschód... Weszliśmy, patrzymy: zasieki, ponure strzelnice z karabinami i mgła nad Berlinem Wschodnim. Mówię:

– Jurek, kurwa, my przecież stamtąd jesteśmy. Tutaj tylko na chwilę...

Tak przykro na duszy nam się zrobiło.

Mieliśmy kompleksy. Ale też szansę na ich leczenie. W Londynie na przykład kończymy *Noc listopadową*, a tu widownia wstaje i krzyczy z zachwytu. Potem, kiedy zacząłem pracować na Zachodzie, zrozumiałem w czym rzecz. U nich w przedstawieniu gra jeden dobry aktor – wiadomo, kalkulacja ekonomiczna. A u nas w jednym spektaklu występowała cała plejada najlepszych. Dla Anglików prawdziwy artystyczny szok. Dzięki temu wygrywaliśmy festiwale. I nagle, po *Nocy listopadowej*, do naszej garderoby w Londynie przychodzi Rudolf Nuriejew, światowej sławy tancerz rosyjski. Akurat w chwili, kiedy zostaliśmy zaproszeni przez Ernesta Brylla, wówczas dyrektora Instytutu Kultury Polskiej, na kolację. Mówię do Gawlika:

– Panie dyrektorze, Nuriejew przyszedł.

– A to ktoś z ambasady?

– Powiedziałbym, że całkiem odwrotnie...

Zaganiają nas do autobusu, że czas jechać do Instytutu. I Janek Nowicki nagle proponuje:

– Gospodin Nuriejew, niech pan jedzie z nami. Porozmawiamy sobie w Instytucie.

– A to polski teren? – pyta.

– No tak.

– To nie da rady. Mogą mnie aresztować...

Zaprosił nas na swój występ w spektaklu *Giselle*. Poszliśmy z Jankiem w wolny dzień. Po spektaklu do garderoby...

Janek mówi: – Patrz, z takich samych plastikowych kubków pije jak my.

Na tych wyjazdach spotykaliśmy kolegów z '68 roku. Postać AA jest dokładnie wzorowana na kilku całonocnych rozmowach z dziewczynami i chłopakami, z którymi chodziłem do szkoły, a którzy nagle wyjechali. Z przerażeniem zobaczyłem, jak oni wszyscy są znerwicowani. Ciężka nerwica w samotności zachodniej. Choroba zwaną nostalgią.

Byłem kiedyś w Mediolanie na spotkaniu z Andriejem Tarkowskim. Przyjechał do Włoch z filmem *Nostalgia*. Dziennikarze go pytali:

– Dlaczego nazwał pan swój film *Nostalghia*?

Chodzi o to, że dopisując „h" zmusza się Włochów do przeczytania „nostalgia", a nie „nostaldżija". Na co Tarkowski odpowiada:

– Bo moja nostalgia to nie jest wasza nostaldżija... – i zaczyna się śmiać. – Nie wiem, czy ktoś na sali mnie rozumie?

Byłem tak podniecony tym, co powiedział, że podniosłem rękę i krzyknąłem:

– *Ja was poniał!*

– *A wy otkuda?*

– *Iz Polszy.*

– *Da, on może ponimać. On Sławianin.*

Na słowiańskiej nostalgii zbudowałem AA, co mi potem wytykała krytyka komunistyczna.

Moje dobre smoki tamtego czasu – wybitni ludzie. Kolejni reżyserzy po Konradzie Swinarskim. Jerzego Jarockiego znaliśmy ze szkoły. To był nauczyciel, ciężko z nim się pracowało. Ale wiedziałem, że jak powie „jest dobrze", to żeby nie wiem kto o mnie napisał źle, będę wierzył, że jest dobrze. Andrzej Wajda, całkiem inna osobowość, której dopiero trzeba było się uczyć. Był takim *enfant terrible* w teatrze, bez większego wtedy jeszcze doświadczenia scenicznego. I Jerzy Grzegorzewski.

Wziąłem udział w jednym z największych przedstawień *Wesela*, które było widziane oczyma czterech inteligentów. Takiego odczytania nigdy wcześniej nie było. Jest 1977 rok. Po wydarzeniach radomskich, powołaniu KOR-u. Najtragiczniejszy czas dla inteligencji, która chciała wziąć odpowiedzialność za kraj, ryzykując utratę wolności. Oni reprezentowali etos inteligencki. A tu stoi czterech inteligentów, zblazowanych, pijanych: Poeta, Dziennikarz, Gospodarz i Nos, a wszystko dzieje się w ich głowach. Staliśmy, jak naprawdę stał Wyspiański na bronowickim weselu, w kącie sali, i patrzyliśmy. A w głowie nam się roiło... Wiedziałem, że biorę udział w czymś niesłychanie ważnym. To był teatr narodowy! Moja ukochana rola Dziennikarza, dzisiaj już zapomniana. A w tej roli było moje credo społeczne, polityczne, egzystencjalne – i całość ubrana dzięki Grzegorzewskiemu w formę poetycką.

Jerzy Grzegorzewski to był niedościgły wzór poety w teatrze. Praca z nim wymagała ogromnej cierpliwości, co nie wszystkim aktorom Starego się podobało. Bywało, że z niego kpili. Ja starałem się być wobec niego lojalny. Poza teatrem łączyła nas miłość do kortu tenisowego. A cechą charakterystyczną Grzegorzewskiego była metafizyczność. Na przykład robiliśmy *Dziesięć portretów z „Czajką" w tle* według Czechowa. I prosiłem go:

– Jurek, wytłumacz mi, co robić, żeby coś tutaj zagrać? Przecież stoję jak kołek na scenie!

A on na to: – Jakbym ci powiedział, już bym to nazwał, a jakbym to nazwał, straciłoby tajemnicę.

Rozumiałem go, lecz jako aktor, żywy człowiek na scenie, potrzebowałem motywacji. Na tyle byliśmy wszyscy pogubieni, że po premierze schodziliśmy do garderoby w poczuciu klęski. Tymczasem okazywało się, że to wybitne przedstawienie. Publiczność i krytyka zachwycone. W przeciwieństwie do Swinarskiego on miał problem z aktorami – przeszkadzali mu w jego wizji. Najlepiej czuł się przy pustej scenie. Wchodzę rano do teatru i widzę – pusta scena, siedzi Jurek i przeżywa jakieś napięcia.

Tuż po premierze *Wesela* zaśpiewałem w Opolu słynną do dzisiaj pieśń *Śpiewać każdy może*. To było moje spotkanie z Jonaszem Koftą. W nocy, w hotelowej restauracji, podczas suto zakrapianej posiaduchy urodził się tekst spisany na serwetce. Zupełny spontan. Publiczność zachwycona, na rękach mnie noszą. Na drugi dzień chciano mi dawać nagrodę – myślałem, że się wygłupiają... Po czym wracam w nocy do Krakowa, rano przychodzę do Starego na próbę, a tu woła mnie na bok mój profesor ze szkoły jeszcze, Roman Stankiewicz, zasłużony aktor, i mówi:

– Jureczku, nie wypada, żeby aktor Starego Teatru takie rzeczy robił...

Obiecałem, że się to nigdy nie powtórzy. Zaśpiewałem tę pieśń jeszcze tylko raz w życiu, po śmierci Jonasza Kofty, na poświęconym jego pamięci spotkaniu.

Nadchodzi 1980 rok. Już jestem po kilku ważnych rolach filmowych. Na deskach Starego gram Horodniczego w *Rewizorze* Gogola. Reżyseruje Jarocki. Pamiętam te sytuacje z dzieciństwa, kiedy na siłę próbowali się wciskać do naszego domu ludzie z prośbami do mojego ojca prokuratora. Pamiętam te próby wciskania mu łapówki i jego niezłomność. A tu odwrotnie. To ja jestem ten przekupny, ten specjalista od świństewek codziennych. Podszyty strachem serwilizm epoki Gierka.

W tym czasie Wajda proponuje mi zagranie Hamleta. Pozostały kostiumy projektowane przez Lidię i Jerzego Skarżyńskich dla Swinarskiego. Znaczące to, ale i obciążające wielką odpowiedzialnością. I ryzykowne. Andrzej chce, abym zagrał nierzucającego się w oczy Hamleta z kina moralnego niepokoju – chłopaka z ulicy, którego nie wpuszczają na salony, na którego nagle spada polityka i on musi się opowiedzieć. A on nie chce, nie potrafi. Premiera przypadła na okres karnawału Solidarności. Potem też graliśmy w stanie wojennym, o co zresztą Andrzej miał do nas pretensje. Podczas gdy ja uważam, że to właśnie były najlepsze przedstawienia! Wtedy dopiero czułem, iż się przybliżam do idei, która już nigdy w tym wielkim przedstawieniu nie mogła zostać zrealizowana. W pamięci miałem, jak w 1960 roku Leszek Herdegen jako Hamlet wyszedł na scenę w dżinsach. Siedziałem na widowni też w dżinsach, kupionych na krakowskiej Tandecie. Ten Hamlet miał prawo mnie reprezentować. I tak się wtedy mówiło: możesz zrobić Hamleta, gdy przyjdzie czas na Hamleta. Gdy ten Hamlet stanie się reprezentantem tych, którzy siedzą na widowni. O to nam z Andrzejem szło! Nasz Hamlet miał reprezentować ludzi Solidarności, tej mniej znanej Solidarności. A tymczasem u nas... Pojechaliśmy z przedstawieniem do Rzymu, gdzie wybitny krytyk, Guido de Monticelli z „Corriere della Sera" napisał: „To jest Hamlet z przedpokoju". W punkt. A tymczasem u nas – całkowita krytyka.

Mój biedny Hamlet, ile ja się przy nim namęczyłem. A to było o mnie – o lęku, niemożności, braku woli wobec przerastających mnie zjawisk, o samotności. I nie byłem w stanie tego przekazać. Zabrakło środków. Czułem tę postać każdym nerwem, a nie mogłem jej urodzić. Co za męka!

Potem się zawziąłem i robiłem seminaria ze studentami o *Hamlecie*. Uważam, że to pierwszy w świecie tekst o klasie inteligenckiej, która dzisiaj kończy swoje życie.

W 1984 roku zagrałem sędziego śledczego Porfirego w *Zbrodni i karze*. Wajda lubił powtarzać, że został przeze mnie namówiony na zrobienie tego przedstawienia. Dla niego było to domknięcie tryptyku z dostojewszczyzny. A ja mu pokazałem, że w powieści Raskolnikow i Porfiry są w tym samym wieku. Do tej pory rolę Porfirego grywali dużo starsi aktorzy. A przecież Porfiry i Raskolnikow mogliby być kolegami ze studiów na prawie! Dobrze pamiętałem, że w 1968 roku przesłuchiwał mnie oficer SB, mój rówieśnik. No więc Jurek Radziwiłowicz Raskolnikowem, ja Porfirym. Od razu wiedzieliśmy z Andrzejem, które fragmenty powieści interesują nas przy adaptacji. Te dotyczące problemów moralnych. Czy w słusznym celu można stłamsić psychicznie człowieka? A więc – czy w imię prawdy można doprowadzić człowieka do całkowitego rozkładu psychicznego? Najprościej mówiąc: czy cel uświęca środki? Cały świat zjechaliśmy z tym przedstawieniem.

Kreacja Porfirego jest powszechnie uznawana za najważniejszą w mojej karierze teatralnej. Mnie jednak najbardziej bliski jest ten zapomniany Dziennikarz z *Wesela* i krytykowany Hamlet. Dlaczego? To kamienie milowe mojego dojrzewania artystycznego. Tym postaciom oddałem duszę. Być może jest też tak – że sercem stoję z przegranymi?

Po sukcesach *Zbrodni i kary* zacząłem odczuwać teatralne przesilenie. Zrobiłem sobie bilans. Witkacego już grałem, romantyków grałem, Kafkę grałem, Szekspira grałem... Czy ja już nigdy z polskiej sceny nie wyjdę? Przecież jestem Mitteleuropejczykiem. Lecz co z barierą językową? Basia miała dużo łatwiej – weźmie skrzypce, zagra wszędzie, we Włoszech czy w Ameryce, wszyscy ją rozumieją. A ja?

Więzień języka. I tak pomału zaczęła się rodzić myśl, czy da się pokonać tę barierę. Byłem Mitteleuropejczykiem ze straszliwym kompleksem żelaznej kurtyny. Te wyjazdy były tak upokarzające. Jakieś przemycanie pięciu dolarów w bucie. Paszporty zabierają już w autobusie, żeby człowiek nie uciekł. Z każdego wyjazdu ktoś z zespołu technicznego uciekał. W Berlinie przyszła garderobiana na trzeci dzień i mówi:

– Ja w obozie już jestem. Mam narzeczonego i 100 marek dostałam.

– A kto jest twoim narzeczonym?

– Polak.

– A co on robił w Polsce?

– Był katem.

Pomyślałem, że mam tego dość. Pierwsza propozycja, skądkolwiek by przyszła, to biorę. Gdyby to była Finlandia, pewnie dzisiaj byłbym znanym fińskim aktorem. Ale złożyło się tak, że padło na Italię. Musiałem stanąć na udeptanym polu i zmierzyć się z dwoma smokami. Jednym był ten problem obcego języka. Drugim zaczynanie wszystkiego od nowa.

Pierwsza próba w mieście Livorno, spektakl był produkowany przez Centro Sperimentale di Pontedera, gdzie Grotowski pracował. W przerwie słyszę, jak dwie aktorki komentują między sobą:

– To podobno znany aktor z Polski...

Podobno! Kiedy miałem już na koncie tyle ról. Gorzki smak zaczynania od nowa.

Zawziąłem się, zaparłem – muszę opanować język na tyle, aby swobodnie nim operować na scenie. Znowu – zjem parkiet, ale udowodnię, że mogę. Moja nauka była na tyle desperacka, iż w zespole pokpiwano, że nawet w toalecie siedzę z podręcznikiem do języka włoskiego. Dzisiaj Italia to moja druga ojczyzna zawodowa.

Od trzydziestu dwóch lat gram *Kontrabasistę* Patricka Süskinda. Od trzydziestu dwóch lat ten Kontrabasista starzeje się ze mną. I przez te wszystkie lata wciąż hołduję zasadom moich mistrzów, takich jak Tadeusz Łomnicki, Ignacy Gogolewski, Jan Świderski, Zbigniew Zapasiewicz – że głównym walorem sztuki teatralnej jest kreacja. Nieważne, kim jestem naprawdę. Ważne, że potrafię za pomocą szlachetnego oszustwa wykreować postać odległą mi psychicznie, a jednak przekonującą. Opowiadam ze sceny bajkę, widzowie doskonale wiedzą, że to bajka, a jednak w nią wierzą.

Kiedy grałem jeszcze *Kontrabasistę* na kameralnej scenie Starego, raz po spektaklu podszedł do mnie widz i pyta:

– Panie Stuhr, a jak to jest, kiedy się panu nie chce?

– Co to znaczy „nie chce"? – pytam.

– No tak normalnie. Jest pan zmęczony albo na kacu... To jak długo wtedy pan wytrzymuje na scenie?

– Zawsze tyle samo. Przecież to napisany tekst. Od kropki do kropki. Godzina, czterdzieści siedem minut.

– Napisany? To pan tak nie od siebie?

Uwierzył, że jestem kontrabasistą. Na tym polega magia teatru. Teatru, którego już nie ma...

Kilka lat temu moja przyjaciółka Krysia Janda zaproponowała mi zrobienie w Teatrze Polonia jednoaktówek Czechowa, z jej udziałem i Ignacego Gogolewskiego. Targały mną wątpliwości. Z jednej strony ogromnie chciałem z nimi wystąpić, z drugiej ogarnął mnie lekki niepokój w sprawie repertuaru. No bo jak się mają te klasyczne perełki wobec awangardy młodego teatru, teraz królującego na polskich scenach?

Czechow to śmiech. A u nas dzisiaj nie zawsze oczekuje się od teatru śmiechu. Czechow to świadome zderzenie ze sobą skontrastowanych postaci. A u nas dzisiaj postaci wydobywa się z otchłani podświadomości tylko po to, aby je obnażyć na scenie. Dzięki Czechowowi można dokonać aktu radości wirtuozerii wykonania. No ale to nie dzisiaj. Współczesny reżyser musi na scenie leczyć swoje kompleksy. Leczyć je z nim muszą aktorzy. Muszą z nim leczyć jego kompleksy, własne kompleksy – albo udawać, że je leczą, żeby reżyser był usatysfakcjonowany.

Postanowiłem sprawdzić, co inni sądzą o Czechowie. Jeden krytyk spytał:

– A nie szkoda panu czasu?

Drugi krytyk spytał: – Taką ramotę chcesz robić?

Według recenzenta wpływowej gazety nasze *32 omdlenia* to takie usługi dla ludności, bardziej sztuka cyrkowa niż teatralna. To ja się pytam: czy teatr nie jest jedną wielką usługą dla ludności? Czy nie powinien być usługą dla ludności? Bo oglądając działalność twórców nowego teatru, widzę, że to usługa dla nich samych, a widz ma ich tylko podglądać. I nawet jeśli miałbym się zgodzić z opinią recenzenta, to nie wiem, co w takiej sytuacji zrobić z widzami, którzy potrafią od piątej rano stać po bilety na naszego Czechowa.

Zawsze uważałem, że skoro jestem obdarzony pewnymi zdolnościami, to moim obowiązkiem jest służyć ludziom, ofiarowując im te zdolności. A że aktorstwo to umiejętność zapamiętywania w sobie pewnych stanów nerwowych i odtwarzania ich na zawołanie, moim obowiązkiem jest dostarczać ludziom całej skali emocji – od śmiechu, przez wzruszenie po przerażenie. I staram się to robić. Wkładam w tę pracę całą swoją energię. A potem...

A potem, jak w *32 omdleniach*, kiedy mówię na końcu: „Ty się umęczysz, a taki jeden wyjdzie i powie: »Fiu-bździu«".

# Rozdział IX

# Między poetą a kapralem

Proszę Państwa, my, aktorzy Starego Teatru nie lubiliśmy grać. Ta niechęć do grania opanowywała nas tuż przed spektaklem. Jurek Bińczycki kochał swój ogródek. I wściekał się, kiedy musiał z niego wychodzić, aby dotrzeć do teatru i znowu wcielać się w emigranta XX. Janek Nowicki klął, że musi specjalnie taksówką wracać z planu filmowego w Łodzi – aby znowu stać się Wielkim Księciem Konstantym w *Nocy listopadowej*. A przecież wolałby pójść na wódkę. Jurek Trela miewał swoje kryzysy zdrowotne. III akt *Dziadów* wymagał od niego nieprawdopodobnego wysiłku psychofizycznego – wszak Gustaw-Konrad padał rażony epileptycznymi atakami. Dlatego w garderobie zapadała całkowita cisza. Musieliśmy Jurkowi pomóc przygotować się do tej bitwy. Po *Wielkiej Improwizacji* wracał za kulisy i miał potrzebę powdychania tlenu z butli tlenowej. Nestor Starego, Wojciech Ruszkowski schodził ze sceny, potwornie dysząc, charcząc, sapiąc, i w garderobie nam powtarzał:

– To nie jest zawód dla starszych, kulturalnych panów.

Ja też, zdarzało się, że byłem rozdrażniony, bo ogarniały mnie wątpliwości, czy dam radę. Rano próba, w południe zajęcia ze studentami, potem praca w telewizji, wieczorem spektakl – czterogodzinny *Hamlet*. A przecież na publiczności zasiadał wczoraj kto inny, a dzisiaj przyszedł kto inny, więc ja mu nie mogę powiedzieć:

– Sorry, wczoraj lepiej mi się grało. Ale dzisiaj to mnie głowa boli...

Swinarski po premierze lądował w szpitalu. Jarocki podczas próby generalnej *Życia snem* Calderona dostał zawału serca. Grzegorzewski przechodził depresje. Kieślowski sztuką zamęczył się na śmierć. Moje choroby też wynikały ze stresu...

Tak cierpi artysta, dla którego zawód jest pasją. Do tego stopnia cierpi, że pasja zaczyna mu się mieszać z nienawiścią. I z tą porcją nienawiści aktor wychodzi na scenę. Punktualnie, dokładnie o godzinie, na którą wyznaczony został spektakl. I tę porcję nienawiści musi przemienić w kreację. To jak pobudka dla żołnierza, zerwanego o piątej rano trąbką sygnalisty. Żołnierza, który natychmiast musi być zwarty i gotowy. Tak, proszę Państwa, aktorstwo to sztuka na zawołanie.

Podstawą mojego aktorstwa jest energia, a dokładniej amplitudy energii. Od pierwszej do ostatniej sekundy mojej gry trwa walka między napięciami, nagłe zwroty, przejścia od szeptu po krzyk. Moi bohaterowie są postawieni w ekstremalnej sytuacji, więc ich reakcje też muszą być ekstremalne. Odkąd gram *Kontrabasistę* – godzina i czterdzieści siedem minut maksymalnej koncentracji – to obiecałem sobie, że jeśli nie będę w stanie zdobyć się na ten sam diapazon emocji pod koniec przedstawienia, skończę z tym spektaklem. Bo pasja oznacza perfekcję, bo pasja oznacza uczciwość wobec widza.

Kiedy gram *Kontrabasistę*, całą publiczność mam dla siebie. To wielka odpowiedzialność. W kulminacyjnym momencie spektaklu bohater krzyczy:

– Dlaczego ja to robię?!

No właśnie, dlaczego kontrabasista przez pół życia ciągnie smyczkiem przez struny? Traci władzę w prawej ręce tylko po to, aby wydać dźwięk, który komuś kiedyś wydał się potrzebny? Dlaczego aktor przez pół życia zużywa tyle energii, aby przekazać coś, co kiedyś komuś wydało się ważne?

Jestem już w takim wieku, że na wieczór z *Kontrabasistą* muszę się przygotowywać cały dzień. Zbierać i kumulować energię, aby móc ją później przekazać Państwu w ciągu godziny i czterdziestu siedmiu minut. Długo siedzę przed spektaklem w garderobie, przy zasłoniętych oknach. Raz miałem sytuację w Lublinie, grałem w Filharmonii Lubelskiej. Okna garderoby wychodziły na parking. Przez godzinę przed spektaklem pusty wcześniej parking zaczął się zapełniać. Samochód za samochodem, samochód za samochodem... A ja wiem, że oni wszyscy przyjechali dla mnie! Zaczęła ogarniać mnie trema

– czy spełnię ich oczekiwania? Pozbyłem się jej dopiero po kilku minutach spektaklu.

Dlatego zabraniam moim agentom informować mnie, ile kosztuje bilet na mój spektakl. Raz się dowiedziałem, że 150 zł. I natychmiast pomyślałem: „To rodzina musi wydać 450 zł! Czy ja im to zrekompensuję?”.

Pasja w zawodzie aktora oznacza też zdolność odczytywania widza. Przez pierwsze dziesięć minut *Kontrabasisty* muszę rozpoznać publiczność – mojego partnera. W monodramie rodzi się ta szczególna więź między partnerami. W *Kontrabasiście* nawiązuję ją jeszcze mocniej. Zawsze proszę elektryka, by specjalnie podświetlił trzy pierwsze rzędy, abym mógł mieć dobry kontakt wzrokowy. I przez dziesięć minut oceniam. Jeśli publiczność przyszła, aby się zabawić, muszę być ostrożny ze wszystkimi fragmentami komicznymi. Bo mogę ludzi całkiem zabawić, a wtedy stracę ten przekaz refleksyjny, który jest szalenie tu ważny. Jeśli natomiast zobaczę, że publiczność jest skrępowana, poważna, ma problem z tym bezpośrednim kontaktem, wtedy używam siły *vis comica*. I zawsze to działa.

Artysta, a szczególnie reżyser, rozpina się między poetą a kapralem, jak mówił Andrzej Wajda. I takich wokół siebie w życiu artystów miałem. Konstanty Stanisławski twierdził, że trzeba kochać sztukę w sobie, a nie siebie w sztuce. I choć to wszystko może trącić egzaltacją – to tak właśnie jest. Jeżeli w ogóle chcemy rozmawiać o artyzmie.

Powtarzam studentom:

– Jaka jest różnica między dydaktykiem i artystą? Artysta mówi: „Chcę, żeby świat był lepszy". Dydaktyk: „Róbcie tak, to świat będzie lepszy".

Artysta musi uważać na smoka artyzmu. Artystą bowiem się tylko bywa. A być trzeba człowiekiem. By zachować tę równowagę, potrzebny jest drugi biegun. Moim drugim biegunem zawsze była rodzina. W tym najwcześniejszym okresie zawodowym, czyli na początku lat siedemdziesiątych, byliśmy z Basią tylko we dwoje. I cud, że nasza rodzina się nie rozpadła. Uważam to za jedno z największych osiągnięć. Nie moje – żony. Oboje wciąż się mijaliśmy, ponieważ Basia też dużo wyjeżdżała z Capellą Cracoviensis. I wiem, że wtedy krystalizowała się moja miłość. Każdy jakoś wypracowuje sobie miłość. U mnie wiązała się z rozłąką, krystalizowała w tęsknocie. Pamiętam na przykład Buenos Aires. W nocy szedłem na pocztę i czekałem, pierwsza w nocy, druga w nocy, na międzynarodową rozmowę.

– *Polonia cabina número cinco!* – wołali przez mikrofon.

Kiedy urodził się nam Maciek, relacja siłą rzeczy musiała się zmienić. Przyszły prozaiczne obowiązki. Wiedziałem, że jak przekraczam próg domu, nie ma żadnej taryfy ulgowej. Brać się za garnki i cześć, zamiatać i pastować podłogę. Moja żona była tak samo wychowana. Potrafiła w spółdzielni studenckiej „Żaczek" okna myć, aby odłożyć na książeczkę mieszkaniową. A przecież skrzypaczka powinna o ręce dbać. Taka atmosfera panowała u nas zawsze. I to trzymało w pionie, i to nie pozwalało, abym utonął w oparach artyzmu.

Wróćmy do aktorstwa. Ze smutkiem z roku na rok obserwuję degradację tego zawodu. Coraz mniej w nim pasji. Został zdeprecjonowany, w dużej mierze przez samo środowisko. Telenowele, sitcomy... publiczność ma problem z odróżnieniem aktora profesjonalnego od naturszczyka.

W Moskwie widziałem niesamowitą scenę. Oleg Jankowski, wielki aktor, w Polsce też znany, chociażby ze *Zwierciadła* i *Nostalgii* Tarkowskiego, kiedy przechodził przez ulicę, a w Moskwie są naprawdę szerokie ulice, to milicja zatrzymywała ruch. I nikt nie miał pretensji. No bo artysta!

Kiedy siedziałem z wielkim włoskim aktorem Vittoriem Gassmanem na kolacji, to podchodzili ludzie i mówili:

– Vittorio, mogę cię dotknąć?

Pokazywał na ramię: – Tu.

– *Grazie, Vittorio.*

A w Polsce? Nie wpoiliśmy młodszemu pokoleniu, i tu zdaję sobie sprawę, że to też nasza wina, czyli pedagogów, charyzmy tego zawodu. Przez co aktor utracił szacunek. I jak tu potem dziwić się, że na muralu z Janem Pawłem II w Krakowie ktoś nasmarował: „oszust, żyd, aktor"?

# Rozdział X

# Magia kina

Pierwszy w moim życiu obejrzany film, który wygrzebuję z pamięci, to wspomniany już *Pat i Patachon*. A potem filmy w bielskim kinie „Wanda", znajdującym się jakieś 200 metrów od naszego domu. Tam po raz pierwszy zobaczyłem Barbarę Kwiatkowską-Lass w *Ewa chce spać*. Moje najwcześniejsze zauroczenie aktorką. I...

Po latach mam próbę *Ryszarda III* w Teatrze Ludowym w Nowej Hucie. Próbujemy na scenie, a w drzwiach nagle staje jakaś pani.

– Przepraszam, pani do kogo? – pytam.

– Ja tylko tak na chwilę, jestem Barbara Kwiatkowska.

– Przepraszam, kto??!!

– Barbara Kwiatkowska...

– No nie wierzę... Ja się w pani kochałem!

Skąd znalazła się w Nowej Hucie? Przyszła odwiedzić dyrektora teatru Jerzego Fedorowicza.

Podobną traumę miłosną przeżywałem z Polą Raksą. *Szatana z siódmej klasy* widziałem chyba kilkanaście razy. Już byłem nastolatkiem, w tym czasie chodziłem do kina „Apollo" i „Rialto" koło teatru w Bielsku. I...

Po latach Marek Piwowski angażuje mnie do filmu *Uprowadzenie Agaty*. Nagle oświadcza:

– Twoją żonę zagra Pola Raksa.

Doczekałem się! Od dawna nie grywała w filmie. Marek ją uprosił, bo znali się dobrze sprzed lat. Ciągle piękna, ciągle jakby zza tej mgły... Nie musiała być aktorką, od niechcenia to wszystko robiła.

I trzecia dziecięca miłość – Bettina, bohaterka melodramatu niemieckiego *Róże dla Bettiny*, w reżyserii Georga Wilhelma Pabsta. Główna bohaterka grana przez Elisabeth Müller była taka śliczna. Płakałem nad jej nieszczęściem, bo taka śliczna...

Potem pierwszy taki erotyczno-metafizyczny wzwód – amerykański film *Trapez*. W rolach głównych Burt Lancaster, Tony Curtis i debiutująca w USA Gina Lollobrigida. Lancaster bardzo męski, ona cudowna, intrygująca. Zagrała manipulującą mężczyznami dziewczynę o imieniu Lola.

I znowu – po latach jestem na festiwalu filmowym w Rydze. Jest 1998 rok. Na bankiecie widzę Ginę Lollobrigidę. Podpity Jurek Hoffman mówi do mnie:

– Chodź, sprawdzimy, czy ma perukę.

– Ale jak? Pociągniesz ją za włosy?

– No chodź, sprawdzimy...

Na tym samym festiwalu w Rydze kolejne przeżycie sprzed lat. Emmanuelle, czyli Sylvia Kristel, ucząca Polaków, co to jest kobieta i co można z nią robić. No wszystko można robić! Tego polskich chłopców uczyła. A potem ci polscy chłopcy szli do swoich polskich dziewcząt i okazywało się, że nie wszystko można... W hotelu festiwalowym wsiadam do windy. Piętro niżej winda staje, otwierają się drzwi i wchodzi starsza elegancka pani... Winda rusza, a ja widzę profil kobiety i nie mogę własnym oczom uwierzyć. Przecież to ona, Emmanuelle! No fakt, posunięta w wieku, ale jednak. Wtedy pierwszy raz w życiu zamarzyłem, aby winda się zepsuła. Nie, nie, nic z tych rzeczy. Porozmawiać chciałem, podzielić się aktorskimi doświadczeniami. Opowiedziałbym jej na przykład o *Seksmisji*...

Czy to przypadek, że na ten festiwal zostałem zaproszony z *Historiami miłosnymi*? Nie, tematem festiwalu była miłość. Że mnie się w taki sposób musiała ziścić? Proszę Państwa – magia kina.

Przeżywałem te filmowe fascynacje kobietami jako dziecko i chłopak, jednocześnie nie zaniedbując tak zwanych spraw męskich. Pierwszy western, *Winchester '73*, z Jamesem Stewartem. *Ostatnia walka Apacza* z Burtem Lancasterem. *Rio Bravo* z Johnem Wayne'em. Ci westernmeni, których próbowałem naśladować w swoich wypadach do lasu, moi prawdziwi bohaterowie.

A potem nadchodzi początek lat sześćdziesiątych i moje prawdziwe szaleństwo kinowe, czyli *Zezowate szczęście* i Bogumił Kobiela. Razem z Jackiem Fedorowiczem prowadzili w telewizji program *Poznajmy się*. Kobiela jako Szef, Fedorowicz jako Personel. Reżyserował to Jerzy Gruza. W tym programie po raz pierwszy zastosowano „ukrytą kamerę" – gagi kręcone na ulicy, wśród przechodniów. Fantastyczne poczucie humoru, abstrakcyjna ironia. Kobiela przyjeżdżał też do Bielska z kabaretem Wagabunda. Miałem więc okazję zobaczyć go na żywo, nie tylko w przedziale pociągu... Zacząłem go naśladować, parodiować. Jeszcze nie do końca byłem przekonany, że aktorstwo będzie moim zawodem. Ale już wiedziałem, że jeśli, to na pewno chciałbym mieć te możliwości, co Kobiela.

Nowa Fala francuska, twórczość François Truffauta, Jeana-Luca Godarda, dotarła do mnie późno. Pozostawiła jednak niezatarty ślad. Kiedy sam zacząłem robić filmy, próbowałem wzorować się na Francuzach pod względem formalnym. Podobnie było z neorealizmem włoskim. Bardzo późno odkryłem Roberta Rosselliniego, Vittoria De Sicę, Luchina Viscontiego. Dopiero w szkole teatralnej. Nasz profesor, Zbigniew Wyszyński, wykładał nam historię i teorię kina. Był kierownikiem artystycznym kin studyjnych i zabierał nas do kina „Sztuka". Wyświetlał najważniejsze dla kinematografii światowej filmy. Już na zawsze pozostanie mi w pamięci klimat tego kina. Z ekranu trąbka wygrywa melodię z *La Strady*, po czym słychać ciepły, aksamitny głos:

– Serdecznie witamy w naszym kinie...

Jedyne kino, w którym nie miało się ochoty ściskać dziewczyny.

Wtedy jeszcze słabo rozumiałem Felliniego. Ale zacząłem go czuć. Z latami fascynacja we mnie narastała. Do dzisiaj go kocham. Żywię wobec niego uczucia, które najlepiej wyraził swego czasu Andrzej Wajda. Po obejrzeniu *Amatora* powiedział do mnie:

– Jurku, to jest jeden z największych filmów, jakie widziałem.

– Andrzej, no nie wygłupiaj się...

– Mówię serio. To jest taki film, którego ja bym nie umiał zrobić.

Otóż to – na tym polega moja miłość do Felliniego.

Drugim wielkim odkryciem tamtego czasu był Michelangelo Antonioni. Po latach miałem przyjemność poznać jego czołową aktorkę, Monicę Vitti, grającą w *Zaćmieniu*. W Turynie przyszła na mój spektakl, potem zjedliśmy razem kolację. W Polsce mało kto wie, że Monica posiada talent komediowy. Grywała często w komediach teatralnych. Antonioni jednak wolał z niej zrobić symbol ekranowej tajemnicy.

Nie chciałem być aktorem filmowym. Kiedy zaczynałem karierę aktorską, owszem, marzyły mi się sceny świata, lecz nigdy film. Nie wiedziałem, jak to się robi, od dziecka towarzyszył mi świat teatru. Pamiętam, kiedy Krzysztof Zanussi kręcił *Iluminację*. W klubie „Pod Jaszczurami" zorganizowano spotkanie ze Staszkiem Latałło[8], grającym w tym filmie rolę główną, i Agnieszką Holland, która była asystentką Zanussiego. Spotkanie zostało zorganizowane na zasadzie, że nam, studentom aktorstwa, może się przydać jako doświadczenie do ewentualnej pracy w filmie. *Iluminacja* miała specyficzną formę – połączenie fabuły z paradokumentem. Występowali prawdziwi naukowcy. Dla nas była to forma lekko podejrzana. Podchodziliśmy do tego nawet z pogardą, że to nie do końca profesjonalne kino.

Jeszcze na studiach przeżyłem fascynację dwoma filmami, które wyznaczyły moją drogę. Pierwszy to *Kabaret*, w reżyserii Boba Fosse'a. Opowiadał o świecie kataklizmu przez teatr, językiem teatralnym. Zachwyciło mnie to, że można metaforę zbudować w kinie poprzez świat teatru. Przy tym fenomenalna muzyka, songi, wykonawstwo Lizy Minnelli i Michaela Yorka. Fascynacja przetrwała lata. Ze studentami robiłem sceny

8 W 1974 roku zginął tragicznie w Himalajach, podczas wyprawy na Lhotse.

z *Kabaretu*. Później, w 1993 roku, wyreżyserowałem spektakl w Teatrze Muzycznym w Gdyni z występującymi gościnnie Krysią Tkacz i Jerzym Łapińskim. Ogromne przedstawienie z orkiestrą i baletem. Teksty piosenek w tłumaczeniu Wojciecha Młynarskiego.

Drugi film – *Osiem i pół* Federica Felliniego. To uczucie, że nie umiałbym czegoś takiego dotknąć. Zrobić film o niemożności zrobienia filmu. Wciąż do mnie to wraca. Zawsze kiedy biorę się za nową rzecz, jestem jak ten reżyser Guido Anselmi grany przez Marcella Mastroianniego.

Do tych dwóch obejrzanych w latach studenckich filmów koniecznie muszę dodać trzeci, będący dla mnie żelaznym filarem filmowego arcydzieła. To *Krótki film o zabijaniu* autorstwa mojego przyjaciela Krzysztofa Kieślowskiego. Mistrzostwo środków, za pomocą których ze skrajnego mordercy robi się człowieka. Jak to pokazać widzom, aby uwierzyli, że ten potwór, który morduje na ich oczach, sam staje się ofiarą – ofiarą systemu. Bo to państwo nie pozwala mu na powrót stać się człowiekiem. I widzowie zaczynają mu współczuć! Przełamanie tabu subtelnymi środkami, uruchomienie w nas człowieczeństwa w tak ekstremalnej sytuacji. Niedoścignione mistrzostwo Krzyśka.

Do tych trzech żelaznych pozycji dodam jeszcze *Lot nad kukułczym gniazdem* Miloša Formana.

Miałem kiedyś okazję wystąpić razem z nim w czeskim programie telewizyjnym. Zaprosił mnie do programu znany aktor czeski, Mirek Donutil, który dubbingował mnie w prawie wszystkich moich filmach. Forman opowiadał w tym programie, jaka jest różnica między europejskim a amerykańskim filmem. W amerykańskim źli chłopcy walczą z dobrymi chłopcami i zwyciężają dobrzy chłopcy. W filmie europejskim źli chłopcy walczą z dobrymi chłopcami, ale po pewnym czasie się okazuje, że ci dobrzy to nie są całkiem dobrzy chłopcy, a ci źli to nie są całkiem źli chłopcy. *End winner nobody*... Forman ma kapitalne poczucie humoru, szalenie mi bliskie. Podczas tej rozmowy odezwały się wszystkie moje czeskie historie. Jego filmy to wciąż opowieści o wolności człowieka, o walce o tę wolność. Mitteleuropejczyk, który zna wartość wolności i jej ograniczenia.

Moja pierwsza rola filmowa to był epizod w debiucie fabularnym Grzegorza Królikiewicza *Na wylot*. Było to studium psychologiczne w klimacie Dostojewskiego. Sprawa małżeństwa Maliszów, którzy w 1933 roku popełnili w Krakowie potrójną zbrodnię.

Grałem brata głównego bohatera, jeszcze jako student czwartego roku. Królikiewicz wyłuskał mnie z grupy, uznając, że pasowałbym do Franciszka Trzeciaka wcielającego się w Jana Malisza. Uprzedził:

– Synu, jak spierdolisz tę rolę, to załatwię, żeby do żadnego teatru w Polsce cię nie przyjęli.

Taka *motivation*.

Już wtedy zaczęła się szkoła innego myślenia o aktorze. Post-Wajdowska, post-Kawalerowiczowska – teraz głos zabierali tacy reżyserzy jak Kieślowski, Królikiewicz, Falk, Zanussi. Aktor miał w filmie być, a nie grać. Daniel Olbrychski jeszcze szabelką wywijał, a tu zaczęli się pojawiać szarzy faceci, ledwie wyciągnięci z tłumu na ulicy. *Na wylot* robiony był w tej nowej konwencji.

Kręcimy scenę awantury. Mam krzyczeć na brata, że ożenił się z gruźliczką i wstrętną babą, nie wiedząc, iż ona tego słucha zza drzwi. Królikiewicz zapowiada mi, że nie wolno przerwać ujęcia. Do dzisiaj zresztą ta zasada funkcjonuje – aktorowi nie wolno przerwać ujęcia. Tylko reżyser ma prawo powiedzieć „stop"; zadaniem aktora jest bycie w okolicznościach do końca. No więc gramy, ja się awanturuję, co miałem wykrzyczeć, już wykrzyczałem, ale nie słyszę „stop". Coś tam więc udaję, sekundy lecą, a tu nic. I nagle zza kotarki wychodzi żona Malisza, grana przez Annę Nieborowską, podchodzi i leje mnie w pysk tak, że gwiazdy widzę. Miała jeszcze taką kostyczną rączkę, jak przywaliła, to mną zachwiało. Na tyle wyprowadziła mnie z równowagi, że za włosy ją złapałem, pociągnąłem do drzwi i wyrzuciłem. Wtedy Królikiewicz dopiero powiedział „stop".

– Ale panie reżyserze, to chyba nie było przewidziane? – pytam.

Cisza. Myślę sobie: „W takie coś to ja się nie bawię".

Wróciłem z planu zdruzgotany. To ma być film?! Dziękuję, nie dla mnie. A tu co się okazuje? *Na wylot* przeszedł do historii. Dzisiaj studenci uczą się na tym filmie. No cóż, historia wymaga ofiar...

Po *Iluminacjach* obejrzałem Zanussiego *Za ścianą*. Z Majką Komorowską i Zbyszkiem Zapasiewiczem. Skromny telewizyjny film o takiej sile przekazu, że dosłownie zwariowałem na jego punkcie. Tak być to ja bym chciał. Nic nie grać, nic nie udawać, w marynarce siedzieć. Zobaczyłem całkiem inny model aktorstwa – po raz pierwszy w polskim kinie! Opozycyjny wobec teatru, ale jakże fascynujący. Bo przecież teatr to kostiumy, charakteryzacja i transformacja. A tu nagle nic z tych rzeczy. Mówią własnymi słowami, nieskrępowani żadnym autorem, mają temat i go obrabiają. Na Komorowskiej i Zapasiewiczu zacząłem uczyć się aktorstwa filmowego. Tak odmiennego od tego, co do tej pory proponowali mi mistrzowie, jak Łomnicki w *Niewinnych czarodziejach*. W ten sposób rozpoczął się nowy etap mojego życia.

# Rozdział XI

# Poszukujący Boga

Gdybym miał podsumować Krzysztofa Kieślowskiego jednym zdaniem, powiedziałbym: wielki obrońca człowieka w każdych warunkach. Gdybym miał podsumować go w dwóch zdaniach, dopowiedziałbym: że w tej obronie człowieka rozpaczliwie poszukiwał Boga. I że Bóg nie był dla niego radością. Zawsze był męką.

Nasza znajomość zaczęła się od rozmowy telefonicznej. Krzysiek widział mnie w *Biesach*, po czym zadzwonił z propozycją, bym zagrał u niego w filmie.

– Tam jest nienapisana jeszcze rola asystenta. Pan by coś dorzucił od siebie... A jeśli pan się nie zgodzi, to ją skreślę...

Do tej pory robił dokumenty. Ten film miał być debiutem fabularnym. Miałem uraz do debiutów po doświadczeniach z Królikiewiczem. Ale powiedział, że w roli głównej obsadza Franciszka Pieczkę. Ujął mnie tym Pieczką, bo chciałem się z nim spotkać w pracy. Zdjęcia miały być kręcone najpierw w Petrochemii Puławy, potem w Petrochemii Płock i Azotach Włocławek. To mnie zmartwiło. Powiedziałem, że jest problem, bo żona wnet będzie rodzić. Był czerwiec 1975 roku.

Krzysiek zapewnił: – Tak ustawię zdjęcia, żeby pan zdążył odebrać żonę z porodówki i jeszcze pobył z nią przez tydzień.

Datę porodu wyznaczono na 15 czerwca. A tu mija piętnasty, szesnasty, zawiozłem Basię do szpitala, mówią, że poczekać trzeba do niedzieli. Jeśli wciąż nic się nie będzie działo, w poniedziałek spróbują prowokacji. Zaczęliśmy panikować, bo w poniedziałek miałem być już w Puławach. Wtedy moja mama zadecydowała:

– Jedź, ja Basię zabiorę do szpitala.

Przyjeżdżam do Puław, siedzę, czekam. Co jakiś czas Kieślowski do mnie kuka, ale nic się nie dzieje. Po południu ktoś z ekipy przychodzi z informacją, że dzisiaj zdjęcia się nie odbędą, bo scenografia jeszcze niezrobiona.

– Może pan wracać do Krakowa... – mówi Krzysiek z poczuciem winy. A minę ma jak zbity pies.

Wtedy po raz pierwszy mogłem zobaczyć to, co było w nim tak cenne – wrażliwość na drugiego. Niewątpliwie ten incydent stał się przyczynkiem do naszej wieloletniej przyjaźni.

Wracałem całą noc z przesiadkami. Czułem, że pewnie dziecko już się urodziło, ale nie miałem skąd się o tym dowiedzieć. Pod dworcem wsiadłem do malucha, którego tu wcześniej zaparkowałem. O szóstej rano podjechałem pod szpital. Nie byłem w stanie wysiąść, nogi ze zmęczenia odmówiły posłuszeństwa. A tu jeszcze następnego dnia czekała mnie podróż do Opola, żeby na festiwalu robić za wodzireja... Nagle poczułem, jak wszystko wali mi się na głowę. W końcu wyszedłem z samochodu. Na dyżurce przy głównym wejściu kliniki położniczej przy ulicy Kopernika usłyszałem:

– Ma pan syna!

Tak wyglądał mój pierwszy kontakt z drugim po Swinarskim najważniejszym dla mnie artystą i człowiekiem.

Film nosił tytuł *Blizna*. Bohaterem jest dyrektor budowy kombinatu w Olecku, Stefan Bednarz, grany przez Pieczkę. Problem polega na tym, że fabryka jest budowana na terenie objętej ochroną puszczy, a pozwolenie na budowę zostało wydane niezgodnie z prawem. Można powiedzieć, że był to pierwszy polski film ekologiczny. Protestują mieszkańcy, wchodzą w spór z robotnikami. Dyrektor musi stać się mediatorem.

Byłem okrzepłym aktorem teatralnym, o czym Krzysiek wiedział. Na kamerze też już się znałem z pracy w telewizji. Prawdopodobnie te argumenty przeważyły na moją korzyść. I postać Wierchowieńskiego w *Biesach*. Coś takiego dla mnie Krzysiek chciał przygotować. Ciągle jeszcze byłem młody, a mentalnościowo umiejący się samookreślić. Myślę, że Kieślowski właśnie tego chciał ode mnie – współpartnerstwa bardziej niż tylko gry. Miałem zagrać z aktorem już dobrze okrzepłym z kamerą, można powiedzieć – z filmowym starym wygą, posiadającym sporą filmografię. Taki był Pieczka. Niezwykle przekonujący. Z niezwykle ważną dla tej roli cechą – szczerością. Ja miałem być jego rewersem – przebiegłym karierowiczem. A Krzysiek postawił na nas, aby również od nas się uczyć sztuki fabuły.

Fascynowało go, że potrafimy robić duble. Powtarzał:

– Kurczę, a ja czasem, żeby mi facetka jedną łzę uroniła, miesiąc musiałem czekać. Namawiałem, obrabiałem ze wszystkich stron... A tu proszę, zawodowy aktor, pstryk i płacz na zawołanie.

Nie było łatwo. Pieczka się wykłócał.

– Panie Franciszku – mówił Krzysiek – czy można by tu prosić, żeby tak zaimprowizować?

– Niech mi pan napisze, to ja zaimprowizuję!

– Ale jak napiszę, to już nie będzie improwizacja...

– Trudno! Pan nie pisze, ja nie gram!

Ze mną było inaczej. Miałem nienapisaną rolę, co okazało się niezwykle twórcze. Podglądałem, podsłuchiwałem...

– Panie Krzysiu, mogę tutaj dwa słówka powiedzieć?

– Proszę, niech pan próbuje.

Sekretarkę dyrektora grała Agnieszka Holland. Nie mogła wówczas kręcić w Polsce, był na nią zapis, to Krzysiek wziął ją do siebie. I Agnieszka, kiedy zobaczyła trzy czwarte nakręconego materiału, nagle mówi:

– Krzysiek, tyś powinien o tym asystencie zrobić film.

Zobaczyła, że taki typ, młody asystent, bez skrupułów, to jest prawdziwe niebezpieczeństwo okresu Gierka. Dyrektor był jeszcze ze starej gwardii, uczciwy komunista, ale ten młody... prawdziwa szuja. Była taka scena. Wyglądamy z dyrektorem przez okno, a tam strajkują. Biorę z biurka telefon i podsuwam Bednarzowi pod nos, żeby zadzwonił, gdzie trzeba.

– Panie dyrektorze...

On nie chce. Wychodzi do robotników, ja dzwonię z własnej inicjatywy...

W hotelu, w tym ponurym Płocku, Krzysiek kazał mi czytać regulamin BHP. Po to, bym później na planie mógł dyskutować z prawdziwymi inżynierami, którzy zagrali w *Bliźnie*. A sam w tym czasie już pisał scenariusz do kolejnego filmu. Pisał go pode mnie.

Te początki to wspólne poznawanie się w relacji reżyser – aktor. Obaj wzajemnie się uczyliśmy siebie i filmu. Zaczynała się przyjaźń, wspólne dochodzenie do tego, o co nam w sztuce i życiu chodzi. Krzysiek mówił:

– Będę ci pokazywał moje filmy dokumentalne. I pokażę dokładnie, w którym miejscu ten człowiek na ekranie mnie wzrusza.

Po czym pokazuje film o człowieku, którego komisja partyjna wyrzuca z partii, czyli przekreśla jego karierę. Mężczyzna pięćdziesięcioletni, więc już niczego w życiu nie ma szans osiągnąć. I taka scena: komisja wyprasza go na korytarz, aby zdecydować.

– Towarzyszu, wyjdźcie na chwilę...

Kamera razem z nim wychodzi na korytarz. On zapala papierosa. Stoi przy oknie i międli tego papierosa. Widz doskonale wie, że za ścianą zapada wyrok. Ale widzi tylko jego – pusty wzrok, niby zero emocji, i ten miętolony w palcach papieros.

A Krzysiek mówi: – Widzisz? On mnie wzrusza.

Niezwykle cenna lekcja. Zacząłem rozumieć, że tu nie chodzi o to, abym z siebie wyrzucał uczucia jak w teatrze. Tu pracują okoliczności, a moim zadaniem jest się w nie wsłuchać i o nich myślcć. Pojąłem, że najpiękniejszą rzeczą i najbardziej artystycznie twórczą jest wyobrazić sobie siebie w tych okolicznościach. Dlatego studentom do dziś powtarzam, iż aktorowi w filmie trzeba opowiedzieć, co jest wokół, a nie mówić: „Panie, zrób pan minę".

Drugi nasz film, *Spokój*. Moja pierwsza rola główna – specjalnie przez Krzyśka pisana dla mnie! Antoni Gralak jest robotnikiem z kryminalną przeszłością. Po wyjściu z więzienia przekonuje się, że rodzina go nie chce, narzeczona też. Musi zaczynać wszystko od nowa. Zatrudnia się na budowie. Odnajduje dziewczynę, która okazała mu serce, kiedy jeszcze siedział. Zostają parą, biorą ślub, rodzi się dziecko. Antek czuje się szczęśliwy.

– Robotę mam. Spać, jeść. Dobrze mam, co? Teraz popatrz: kobieta, dzieci, własny kąt, obiad zawsze w domu... – mówi do kumpla.

Bo Gralak chce mieć tylko spokój w życiu. Na tym polega jego szczęście. I już prawie osiąga ten stan, kiedy na budowie giną cement i cegły. On, były kryminalista, jest pierwszym podejrzanym. Murarze zaczynają strajkować. Kierownik manipuluje ludźmi. Koledzy podejrzewają Gralaka, że donosi na nich do kierownika... Kierownik sprowadza na budowę więźniów. Robotnicy nie chcą pracować? To więźniowie będą. Antek poznaje kumpli spod celi.

– Cześć, co z Grubym?

– W sraczu się powiesił...

Bardzo ważna scena. Gruby tak bardzo chciał żyć. Chciał i się powiesił.

Film robiony był dla telewizji. Wzywa Krzyśka na rozmowę Janusz Wilhelmi, szef Komitetu Kinematografii.

– Panie Krzysztofie, nie może być tak, że ten kraj więźniowie budują.

To Krzysiek woła go do okna: – Widzi pan, kto tam pracuje? – i pokazuje na budowę linii tramwajowej, tuż pod budynkiem. Linię kładli więźniowie.

Na co Wilhelmi, niezbity z tropu: – No i właśnie dlatego nie wolno takich rzeczy pokazywać!

Scenę trzeba było skreślić. A nam nie chodziło o więźniów, tylko o pokazanie tej różnicy w podejściu do życia. Gruby tak bardzo chciał żyć i się powiesił, a Gralak tylko pragnął spokoju.

Na końcu znowu kontrowersyjne sceny. Kierownik grany przez Jerzego Trelę szantażuje Antka, żeby pamiętał, skąd przyszedł. I zmusza, by pojechał po kradziony cement. Gralak przywozi, patrzy, a kierownik pije z inspektorami. O Gralaku mówi, że to jedyny porządny na budowie. Inspektorzy dochodzą do wniosku, że tych strajkujących trzeba rozgonić. Wtedy Antek wpada w szał:

– Jak to rozgonić?!

Rozwala im stół i wychodzi. A w ciemności stoją koledzy, czatują na niego, bo był przecież u kierownika... Konfident, zdrajca. Tłuką go na śmierć. Robimy tę scenę, ale mówię:

– Krzysiek, to nie przejdzie... No, chyba że idziemy w zaparte.

Krzysiek przemyślał sprawę i decyduje:

– Robimy dubla. Jak już cię skatowali, leżysz w tym błocie zakrwawiony i powtarzasz: „Spokój, spokój"...

To nam Wilhelmi przepuścił. A i tak film na cztery lata poszedł na półkę. Światło dzienne ujrzał dopiero w 1980 roku, w czasie karnawału Solidarności. Późną porą został puszczony w telewizji. Dostał też Nagrodę Jury w Gdyni. Film miał wpływ na Andrzeja Wajdę, który widział go tuż po zmontowaniu. Podobnie zaczął myśleć podczas robienia *Człowieka z marmuru*. Zresztą kilku aktorów ze *Spokoju* u niego wtedy zagrało. A do mnie napisał list: „Zobaczyłem nowy typ aktorstwa". I zaprosił do obsady w filmie *Bez znieczulenia*.

Już wtedy byliśmy z Krzyśkiem bardzo zaprzyjaźnieni. Wakacje spędzaliśmy razem z naszymi żonami i dziećmi. W tym rodzinnym gronie narastało poczucie zaufania. Chcieliśmy znowu zrobić coś wspólnie. Lecz gdy Krzysiek zobaczył *Wodzireja*, to się załamał.

– Ale mi numer wyciąłeś...

Danielak to była kwintesencja moralnej degrengolady. No jak takiego lubić? No jak w takiej sytuacji Stuhra lubić?!

– Krzysiu, nie martw się, przecież mnie znasz – pocieszałem go. – Chłopak z Bielska jestem, prowincjusz, zagram to.

On na to: – Ale będę musiał zmienić początek, żeby cię ludzie polubili. Jak cię nie polubią w pierwsze dwadzieścia minut, to koniec.

Zaczęliśmy wspólnie myśleć nad postacią.

– Dobra, ten bohater, Filip Mosz, będzie mówił jak ja.

Usiedliśmy do dialogów. Żona mu rodzi. To zamiast pójść z kolegami na wódkę, niech chodzi pod oknami szpitala i woła:

– Irenka, Iruś...

Dobry mąż i przyszły ojciec, poza rodziną świata nie widzi – i tu już cię mogą polubić. Potem czeka na poród w towarzystwie kolegów i koleżanek z pracy. Do domu ich zaprasza. Piją, przeżywają, on z tego wszystkiego czkawki dostaje. Kolega Wicia śpiewa piosenkę z *Czterech pancernych* – „Do domu wrócimy, tylko zwyciężymy...". Obaj trochę śmieszni, bardzo ludzcy. Znowu siedzą pod szpitalem...

– Córka!

Radość przeżywana z kolegami w domu. W telewizor patrzą, a tam występ Krystiana Zimermana. Filip po raz pierwszy wyjmuje kamerę; kupił, by córeczkę kręcić. Patrzy przez obiektyw w telewizor.

– Pięknie gra...

No i jest – kilka scenek budujących postać całkiem inną niż w *Wodzireju*. Krzysiek był fantastycznym psychologiem.

Przy *Amatorze* też musieliśmy targować się z cenzurą. Zrobiliśmy specjalnie taką scenę, która miała pójść na straty. Filip mówi, że nienawidzi ruskich, a potem okazuje się, że chodzi o pierogi. Krzysiek proponował cenzurze:

– Dobrze, tę scenę skreślam, za to pan mi zostawi tamtą...

Stał się w tych targach biegły.

Ten film był dla nas sporym wyzwaniem społeczno-politycznym. Krzysiek na przykład dopisał scenę rozmowy z dyrektorem. Ten dyrektor fabryki to był wróg, komuch, a nagle w tej scenie Krzysztof włożył mu w usta racje absolutnie słuszne. Że pieniądze, które dostali z województwa, potrzebne były na inne cele:

– Trzeba było przebudować rzeźnię, no i przebudowaliśmy. Potrzebne było przedszkole, zaczęliśmy. A teraz przez ten pański film trzeba będzie przerwać całą robotę. Niestety jest tak, że na co innego chcą nam dać, a nam na co innego jest potrzebne...

Pamiętam, jak tę scenę kręciliśmy i ostrzegałem:

– Narazimy się naszym przyjaciołom z opozycji.

Na co Krzysiek odpowiedział: – Ale taka jest prawda.

No bo faktycznie taka była prawda. W tej historii stała i po stronie Mosza, i po stronie dyrektora komucha. Krzysiek był bezkompromisowy. Nawet nie miał oporów, by krytykować środowisko Solidarności – zrobił to w filmie *Bez wyjścia*. Wtedy też oberwał. I dalej robił swoje. Mówił, że w ten sposób rąbie własny chodnik prawdy. Miał nawet takie charakterystyczne powiedzenie: „Wujek tak musi". Mnie tego uczył, żeby iść pod włos. Pod włos za prawdą. Zarzucano mu potem, iż jego filmy są dwuznaczne moralnie. Krzysiek tłumaczył, że dwuznaczność tkwi w rzeczywistości, a on tylko stara się ją pokazać.

Była w filmie scena erotyczna z panią redaktor, odważna jak na tamte czasy. Krzysiek ją wyciął. Pytałem: czemu? Scena piękna, śmieszna i liryczna zarazem. Odpowiedział:

– Za prosto by było, gdyby on żonę zdradził. Nie powinien jej zdradzać. To jest gdzieś głębiej.

I scena końcowa. Filip niszczy taśmę. Krzysiek tłumaczył to tak, że niszczy to, co zrobił. Ale ten czyn nie oznacza poddania się. Przecież potem kieruje kamerę na siebie. Pojął, że znalazł się jako filmowiec w pułapce. Zrobił coś w dobrej intencji, chciał się przysłużyć ludziom, którzy to mogą wykorzystać w złym celu. Lecz nie poddaje się, opowiada do kamery wszystko od początku:

– Obudziła się o czwartej rano, jadłem chleb, to było rok temu...

Odebrałem wtedy od Kieślowskiego wielką lekcję uczciwości twórczej. Już wiedziałem, że tylko tak warto robić filmy.

Parę razy się zdarzyło, że pomogłem Krzyśkowi znaleźć aktorów. Dzwonił na przykład do mnie z prośbą:

– Potrzebna blondynka o szarym wyglądzie.

– Małgorzata Ząbkowska.

– Potrzebny karzeł.

– Znam pana Tadeusza Rzepkę, pracuje w Bibliotece Jagiellońskiej.

– Mógłby mieć też żonę...

– Pani Jolanta Brzezińska, występuje akurat u Jarockiego.

Potem był *Dekalog*. Krzysiek przyszedł do mnie do hotelu Grand, w którym pomieszkiwałem w Warszawie podczas kręcenia filmów. Rzucił na łóżko dziesięć scenariuszy i powiedział:

– Wybierz sobie rolę.

Byłem uprzywilejowany. Chciałem zagrać człowieka przeżywającego kryzys małżeński. Krzysztof uznał jednak, że chyba już jestem do tej roli za stary. Zaproponował coś innego. Chciał mnie zestawić ze Zbyszkiem Zamachowskim w ostatniej części *Dekalogu*, humorystycznie opowiadającej o dwóch braciach, którzy mają szansę na zdobycie fortuny. Zauważył, że mamy ze Zbyszkiem podobny sposób bycia na ekranie. Na wszystkich zbliżeniach zawsze jesteśmy pokazywani razem. Zaprocentowało to na przyszłość – w *Białym* znowu byliśmy braćmi.

Debiutowałem u Krzyśka filmowo. Zadebiutował też u niego mój syn Maciek, który przyszedł na świat dokładnie w chwili powstawania pierwszej fabuły Kieślowskiego. W *Dekalogu X* po raz pierwszy pojawił się przed kamerą. Miał wtedy dwanaście lat.

We Włoszech *Dekalog* stał się filmem kultowym, o czym mogłem się wielokrotnie przekonać. W ogóle świat żywo na tę serię zareagował, co było dosyć zaskakujące. Przecież historie tam opowiedziane są bardzo polskie, a jednak... Na jednym z festiwali Quentin Tarantino zawołał do Krzysztofa:

– Jest pan moim mistrzem!

Mój mistrz Kieślowski. Przy nim pokochałem filmy opowiadające o zwykłych ludziach, którzy nagle są postawieni w sytuacjach szekspirowskich. Urastają do takiego symbolu, że prędzej wraca się do nich niż do największych nawet problemów. Krzysztof kochał ludzi z całym ich arsenałem słabości. Ba, właśnie te słabości były dla niego najbardziej ludzkie. Był przekonany, że okazywanie słabości i niepowodzeń zbliża ludzi do siebie. Na tym polega właśnie siła i tajemnica kina *made in* Kieślowski. Z czasem okazało się, że te dylematy zwykłego człowieka w jego wydaniu stają się uniwersalne, zrozumiałe na całym świecie. Uczestniczyłem swego czasu w Rzymie w wielkiej retrospekcji Kieślowskiego. Długie kolejki po wejściówki, niezwykłe zainteresowanie jego dokumentami poprzedzającymi fabuły... Czułem się taki dumny.

On nie uprawiał kina autorskiego. To było zdecydowanie coś więcej. Zmaganie się z metafizyką. W tak zwanych nocnych Polaków rozmowach potrafił nagle zadać pytanie:

– Co ci daje wiara?

Dlatego rozumiem przykrość jego żony Marysi, kiedy słyszy, że był ateistą. Nie był. Jego wiara polegała na ciągłych wątpliwościach, zmaganiach, stawianiu wielkich pytań. On te pytania stawiał w filmie. Przekuwał je w sztukę. W film wkładał swój model etyczny. Paradoks polegał na tym, że w Polsce jego filmy były odczytywane jako dalekie od katolicyzmu. Za granicą postrzegano go jako reżysera z katolickiej Polski... Całe życie poszukiwał Boga, tragicznie poszukiwał. To była różnica pomiędzy nami. Chodzę do kościoła, aby podziękować. Za to, że nie doznałem koszmaru wojny. Za to, że córka wyszła z ciężkiej choroby. Że ja wyszedłem z choroby. Zazdrościł mi, iż nie mam tych jego wątpliwości. Bo on wciąż się zmagał ze smokiem metafizyki.

Ukształtował mnie jako człowieka. Inni mistrzowie rozwinęli mój warsztat aktorski. A on nie rozdzielał życia od kina. I tak go odbierałem przez lata. Teraz jednak coraz częściej zauważam, że kiedy uczę studentów, odkrywam, jak wiele mu zawdzięczam zawodowo. Łapię się na tym, że nawet posługuję się jego frazami.

Dzięki niemu też zająłem się tak zwanym kinem autorskim, a przynajmniej się staram. Nie interesują mnie filmy kostiumowe. Odmówiłem na przykład Andrzejowi Wajdzie roli Cześnika w *Zemście*. To przez Krzysztofa nie potrafię grać przed kamerą w kostiumie. Bywało, że żartował, kiedy wracałem z teatru:

– A w jakich sukienkach aktor teraz występuje?

Od niego też nauczyłem się pracy z aktorami na planie, choć oczywiście u mnie ten model jest zmodyfikowany z racji tego, iż sam jestem aktorem.

Uważam, że niezwykłym wkładem Krzysztofa w historię kina jest również jego podejście do kobiet. On kochał kobiety. Dlatego miały do niego nieprawdopodobne zaufanie, potrafiły mówić mu o rzeczach, o których zwykle mężczyznom się nie mówi. To wszystko widać było na ekranie. Ostatni okres jego twórczości to piękne filmy o kobietach – *Podwójne życie Weroniki, Niebieski, Czerwony*... Miał swoje doradczynie. Hania Krall, Zuzia Łapicka, potem Irène Jacob. Jeśli nie wiedział, jak rozwiązać problem damsko-męski w filmie, one mu zawsze podpowiadały. Dwa ukochane etapy pracy dla Krzyśka to było pisanie scenariusza i montaż. Na tym pierwszym etapie nic jeszcze nie było oczywiste. Każdy element, każdy kontekst posiadał siłę dwuznaczności, i tej dwuznaczności można było nadać głębię. Lubił mówić:

– Ja tu wszystko nasmarowałem, a teraz przyjdą ci państwo od uczuć, czyli aktorzy, i widza wzruszą...

Czasem dodawał ironicznie: – ...za pieniądze.

Na drugim etapie, czyli w montażu, mógł się już na tyle bawić gotowym materiałem, że powstawały całkiem nowe znaczenia.

Krzysiek pokazał mi, jak pracować nad scenariuszem. Do dziś przekazuję to moim studentom. Jeśli ktoś pisał: „Wzburzony otworzył drzwi", on pytał:

– Dlaczego „wzburzony"? Po prostu otworzył drzwi. Niech aktor sam wymyśli, że bohater jest wzburzony, na podstawie opisu wydarzeń.

Pozostawił po sobie cztery kartki pewnego scenariusza, który... Ale o tym później.

Kiedy oświadczył, że nigdy już filmu nie zrobi, wiedziałem, że tak będzie. Miał dość. Wcześniej, często pytany, co by robił poza filmem, odpowiadał:

– Nic.

Twierdził, że wielu ludzi umiera, bo ma już dosyć życia. Cały świat go na rękach nosił – a on umarł...

Pomału zacząłem się orientować, jak bardzo mi go brakuje. Uczyłem się nowego trybu warunkowego: „Co by tu Krzysiek mi doradził?”. Lubił powtarzać:

– Pamiętaj, najpiękniejszy film jest w twojej głowie.

Wiedział, co to przyjaźń. Kiedy zostałem rektorem, przebywał w Japonii. Zadzwoniłem:

– Tak bym chciał, żebyś wygłosił wykład inauguracyjny...

Przyjechał, dla półgodzinnego wykładu.

# Rozdział XII

# Italia – commedia dolorosa

Kiedy Konstantyn Wielki przyjął wiarę Chrystusową z rąk biskupa rzymskiego Sylwestra, mieszkający w jaskini pod ziemią smok zaczął co dzień zabijać po trzysta osób. Wtedy Konstantyn zwrócił się o pomoc do Sylwestra. A temu podczas modlitwy ukazał się Święty Piotr i powiedział:

– Zejdź do smoka i przemów do niego. Następnie zwiąż mu paszczę nicią i zapieczętuj pierścieniem, na którym jest znak krzyża.

Tak i Sylwester zrobił. A potem nad uwięzionym w podziemiach smokiem rozpoczął budowę bazyliki św. Piotra. Według przepowiedni po śmierci Sylwestra miał się smok z tych watykańskich podziemi wydostać i zniszczyć świat, zanim rozpocznie się 1000 rok. Dzień wcześniej, 31 grudnia 999 roku, dokładnie w rocznicę śmierci Sylwestra, wszyscy drżeli z przerażenia. Kiedy minęła północ, a świat wciąż trwał, ludzi ogarnął szał radości.

Tak głosi legenda. Choć to nie Sylwester ochrzcił Konstantyna... Ale Włosi lubią zmyślaczy i mawiają: „*Anche se non è vero, ma è ben trovato*"[9]. Bo tacy są Włosi.

Zacznę jednak od początku. Basia była pierwsza – w 1970 roku wystarała się o wizę turystyczną do Włoch. Skrzypce wzięła pod pachę i pociągiem ruszyła do Rzymu. Zdała egzaminy w Accademii Nazionale di Santa Cecilia, czyli rzymskiej uczelni artystycznej. Mogła u nich studiować. Powiedziała jednak, że już studiuje w Krakowie. Zaproponowali więc kursy letnie. W ten sposób całe wakacje spędziła w Wenecji. Pisałem akurat pracę magisterską na polonistyce, więc było mi to na rękę. Wróciła odmieniona, opalona, zdjęcia przywiozła. Na plaży z koleżankami i kolegami z orkiestry – międzynarodowe towarzystwo, morze, słońce, no pełny *high life*. Przywiozła sobie też parę rzeczy, chociażby bieliznę włoską. W akademiku musiała uważać, żeby ktoś upranych majtek ze sznurka nie ukradł. I – co najważniejsze – już mówiła po włosku. A ja?

Bardzo zazdrościłem. Potem w szkole teatralnej ktoś powiedział, że w Ministerstwie Kultury jest wydział Współpraca z zagranicą. Okazało się, iż mają stypendium na biennale w Wenecji. Półtora miesiąca! Spróbowałem, złożyłem podanie

9 Nawet jeśli to nie jest prawdziwe, to jednak dobrze wymyślone.

z odpowiednimi referencjami z uczelni. No i się udało. Jadę do Wenecji!

Dwudziestu paru stypendystów z całego świata. W bardzo malowniczym miejscu, na Fondamenta Salute – z tyłu bazylika Santa Maria della Salute, naprzeciwko San Marco. Oczywiście komunistyczni w jednym pokoju. Wschodni Niemiec, Rumun i ja.

Na biennale poznałem Jerzego Pomianowskiego, wybitnego tłumacza Babla i Sołżenicyna, oraz jego żonę Aleksandrę Kurczab. Profesor wykładał w Bari. Do Wenecji przyjechał, aby zobaczyć *Ulissesa* Teatru Wybrzeże w reżyserii Zygmunta Hübnera, przedstawienie przywiezione na festiwal teatrów studenckich. W pierwszej chwili Pomianowski był nieufny.

– A pan co tu robi? – pyta mnie.

– Stypendium dostałem.

– Skąd?

– Z ministerstwa.

Z ministerstwa? Podejrzane... Musiałem te lody przełamać. Potem zaczęła się moja opowieść o Krakowie. Zwłaszcza Ola, rodowita krakowianka, tęskniła bardzo i wypytywała o Piwnicę Pod Baranami, gdzie swego czasu występowała.

To był mój pierwszy kontakt z emigrantami, wyczulonymi na niebezpieczeństwa płynące ze strony ojczyzny. Podobną sytuację miałem lata później w Spoleto na festiwalu. Przyjechał Michaił

Barysznikow ze swoim baletem z Nowego Jorku. Cudownie tańczył. Po występach zobaczyłem go w barze festiwalowym. Taka okazja, muszę do niego podejść i pogratulować.

– *Gospodin Barysznikow, ja wam chotieł...*

– *Wy kto?*

Nie chciał ze mną rozmawiać, bo odezwałem się po rosyjsku.

W Wenecji po raz pierwszy mogłem poczuć się Mitteleuropejczykiem. Popatrzeć na czerwony dywan. A tam idą Sean Connery i Ursula Andress. Ja za barierką, student zza żelaznej kurtyny, z pięcioma dolarami w bucie. I oni...

Poznałem wtedy Marca Sciaccalugę, późniejszego dyrektora Teatru Stabile w Genui. Obaj zafascynowaliśmy się *Snem nocy letniej* Petera Brooka. Podczas oklasków Marco wszedł na balustradę ze szczęścia, a ja trzymałem go za nogi. Taka polsko-włoska spontaniczność. Nasza znajomość przetrwała. Kiedy Marco z Carlem Repettim zostali dyrektorami Stabile, od razu postanowili wciągnąć mnie do współpracy. Był 2001 rok. Zrobiłem dla nich *Wielebnych* Mrożka, na życzenie autora, który chciał, abym ja to wyreżyserował. Była to światowa premiera sztuki, w obecności Mrożka. Tu muszę wspomnieć jeszcze drugą ważną postać. Bo w tych kontaktach polsko-włoskich zaczął się tworzyć łańcuszek znajomości. Wenecja dała początek, łańcuszek z latami oplótł cały italski but.

Pietro Marchesani – tłumacz Wisławy Szymborskiej na język włoski. To Marchesanim przemawia pani Wisława do Włochów, którzy ją kochają! Nobel Szymborskiej był także jego wielki triumfem.

Znaliśmy się z Pietrem od lat osiemdziesiątych. Potrafił maglować mnie podczas tłumaczenia. Na przykład pytał:

– A jak to jeszcze inaczej można by powiedzieć po polsku?

Prawdziwy uczony-artysta. Kiedy miałem wystawiać *Wielebnych*, on tłumaczył sztukę. Przysporzył dyrekcji teatru sporo nerwów, bo tłumaczył długo, wnikliwie i dociekliwie. Już próby w toku, a całości tłumaczenia wciąż nie ma. Ja natomiast wiedziałem, że to artysta, że nie można naciskać.

Wenecja... Podczas tego pierwszego pobytu w najśmielszych marzeniach nie przyszłoby mi do głowy, że ja też przejdę kiedyś tym czerwonym dywanem. Ale już wtedy na pewno wiedziałem, że nie tylko dla Rzymu warto umierać i że nie tylko Rzym wart jest mszy. Warta tego jest cała Italia!

A potem... już wspominałem: nadszedł czas wypalenia, poczucia, że chciałbym coś więcej niż tylko polska scena. Że jestem Mitteleuropejczykiem i aby to udowodnić, gotowy jestem zacząć wszystko od nowa. I wtedy pojawił się mój pierwszy nauczyciel Italii – Giovanni

Pampiglione, Włoch zakochany w Polsce, absolwent Wydziału Reżyserii na warszawskiej PWST, który w Polsce promował sztukę włoską, a we Włoszech sztukę polską. W 1980 roku ściągnął mnie do Italii, która wtedy była rajem dla artystów z całej Europy. Z Giovannim połączyła nas miłość do Witkacego. Zaczęło się od sesji naukowej w Pizie o Witkacym, przy tej okazji powstała inscenizacja *Onych*, w której zagrałem. Premiera odbyła się w lutym 1981 roku. Przychylni krytycy włoscy pytali:

– A czemu z tym nie ruszycie w objazd? Dlaczego nie Rzym, dlaczego nie Mediolan?

Pamiętam, że miałem spore kłopoty z przedłużeniem paszportu, ale się udało. Ruszyliśmy z przedstawieniem w Italię.

W Formii, pod Neapolem, Giovanni stworzył Międzynarodowy Instytut Teatralny „Atelier di Formia". Brałem tam udział w warsztatach. Nasze dyskusje często przenosiliśmy na plażę. W Italii nie da się inaczej. Jest słońce, jest morze, to musi być też plaża. A na plaży... sączymy campari, z morza wychodzi naga dziewczyna, i Giovanni konkluduje:

– Już teraz wiesz, dlaczego teatr we Włoszech jest w permanentnym kryzysie...

Giovanni i Witkacy – moje dwa dobre duchy na ziemi włoskiej. Ileż dyskusji, ileż zabaw językowych przy jego próbach przełożenia dramatów

Witkacego na włoski. No bo jak tu przełożyć taką zawiłość:

„Cielęciewicz: – Synek wdał się w papę.

Leon: – Masz więc pan w papę za to głupie gadanie”[10].

A Giovanni z tym sobie radził. Ma na koncie wiele tłumaczeń dramatów, poezji, z polskiego na włoski i na odwrót. Niedawno wydał piękną książkę *Terminus nord*, w której po polsku i włosku opowiada o swoim życiu. Tytuł wiele znaczący. „»Terminus nord« w języku łacińskim ma dwa znaczenia: »cel północ« i »koniec północ«. Bardzo symboliczne znaczenia, szczególnie dla kogoś, kto, jak ja, dopłynął właśnie do jednej z boi swojego życia” – pisze w książce Giovanni. Mniej zorientowanym teatralnie podpowiem, że można go też zobaczyć w *Wałęsie. Człowieku z nadziei* Wajdy. Zagrał tłumacza Oriany Fallaci.

W 1982 roku ściągnął mnie na festiwal w Spoleto, gdzie grałem w *Mątwie* Witkacego, obok mnie grała żona Giovanniego – Carla, a śpiewała Kora. Spektakl odniósł sukces. Doszedł do tego występ w Teatro di Roma z *Hamletem* Andrzeja Wajdy i jeszcze tego samego roku dostałem nagrodę dla najlepszego aktora obcokrajowca na scenach włoskich. Wtedy Italia otwarła przede mną serce.

10 Stanisław Ignacy Witkiewicz, *Matka*, 1924.

Podpisałem świetny kontrakt z Teatro Stabile w Trieście. Mogłem nawet wybierać, w jakiej walucie chciałbym mieć płaconą gażę: w lirach czy dolarach? Z Krakowa do Triestu jest zaledwie tysiąc kilometrów. Można dojechać, można się tam przenieść z rodziną na jakiś czas. Żona jednak powiedziała „nie"... Dla Basi Triest to był Zachód z niepewnością życia artysty. Dla mnie był tylko przeciwległą granicą Mitteleuropy, dokąd jeździli przed wojną moi dziadkowie na wakacje. Zacząłem więc jeździć z Krakowa do Triestu sam – przemierzając te tysiąc kilometrów mojej Mitteleuropy i bojąc się na granicach, czy mnie nie zawrócą, czy paszport przedłużą. Potem te same niepokoje towarzyszyły przy *Kontrabasiście*. Jadę całą noc po zagraniu spektaklu w Starym, zostawiam samochód na parkingu pod Wenecją, tam odbiera mnie przedstawiciel agenta, wiezie dalej, bym wieczorem zagrał w Padwie. W tę i z powrotem, w tę i z powrotem... Tymczasem wszystkie moje drogi coraz częściej zaczęły prowadzić do Rzymu.

Drugą nauczycielką Italii była Ludka Ryba, tłumaczka i aktorka Tadeusza Kantora. Uczyła mnie języka, wciąż się ze mną kłócąc. Kiedy miałem grać we Włoszech *Kontrabasistę*, tłumaczyła ze mną tekst z języka literackiego na żargon muzyczny.

Poliglotka, feministka i Żydówka, walcząca o pokój, równość i tolerancję. Bywało tak:

idziemy ulicą Florencji, a tu podchodzi Murzyn i pyta o drogę. Po włosku nie rozumie, po angielsku nie, po niemiecku nie, po francusku też nie... Ludka cierpliwie tłumaczy, a ja się irytuję i staram się ją odciągnąć. Na co Ludka się najeża:

– O co ci chodzi? Bo Murzyn, tak?!

– Nie – tłumaczę – po prostu idiota...

Zacząłem w tym czasie prowadzić kursy aktorskie w ośrodku teatralnym Grotowskiego w Pontederze, w Szkole Teatralnej w Bolonii i we Florencji. I tu anegdotka. Do Florencji zaprosił mnie zasłużony, wybitny aktor włoski, Vittorio Gassman, do założonej przez siebie szkoły Bottega Teatrale. Przy pierwszym spotkaniu pyta:

– Pan jest co? Maestro czy professore?

– A jaka to różnica?

– Meastro przychodzi i opowiada młodzieży o swoich kochankach, życiu nocnym, kąpielach w fontannach... A professore wykłada pewną metodę.

– Jak tak, to jestem professore.

Ludka mieszkała w mieszkaniu Loriana, też aktora grającego u Kantora. Chodził na moje seminaria i błagał, żebym tylko się nie wygadał, no bo Kantor tego nie zniesie, że bierze udział w zajęciach prowadzonych przez aktora Starego Teatru.

No i raz Loriano z Ludką pojechali w tournée z Cricotem. Mnie zostawili pod opieką mieszkanie i kota. A kot wyciął mi numer – postanowił umrzeć. Nawet nie wiedziałem jeszcze, jak po włosku jest „łopata". Musiałem go pochować. Trudno, żebym czekał z truchłem na powrót właścicieli. Wyszedłem przed dom, na klombie zacząłem grzebać łyżką. I słyszę komentarz sąsiadek:

– Pani widzi? Ten okropny Polak zjadł kota Loriana i resztki teraz zakopuje.

Kolejnym moim nauczycielem był Andrzej Litwornia, profesor uniwersytetów w Udine i Pizie, zaprzyjaźniony z Gustawem Herlingiem-Grudzińskim. Polak lepiej znający się na Włoszech od Włochów. Dzięki niemu znam takie historie jak ta, że Mickiewicz podczas rozmowy z papieżem Piusem IX potrafił krzyknąć: „Ty klecho!", kiedy papież nie pozwolił mu powołać żydowskiego legionu. O tym wszystkim Andrzej opowiedział w książce *Rzym Mickiewicza. Poeta nad Tybrem 1829–1831*. Jakże mu zazdrościłem tej niesamowitej znajomości historii Włoch w poczuciu, że też bym tak chciał, ale nie mogę, bo czasu nie starczy. Historię mojego ukochanego Cesarstwa Rzymskiego czytam przez całe życie na okrągło. To moje hobby, też warunek *sine qua non* orientacji w Rzymie. Czytam i tak chciałbym więcej – lecz czasu wciąż brak.

Moje pierwsze pobyty na ziemi włoskiej to też pierwsze zadziwienia różnicą kulturową. W Polsce to był czas marazmu po stanie wojennym, czas zawieszenia, utraty nadziei. A w Italii... skrajności. Skorumpowany Giulio Andreotti oskarżany o zlecenia zabójstw niewygodnych przeciwników, wciąż żywa pamięć śmierci Alda Moro, Czerwone Brygady, mafia, faszyzm, komunizm. Nieprawdopodobne skrajności dla kogoś zza żelaznej kurtyny trudne do pojęcia. Zrozumieć to pomagał mi właśnie Andrzej Litwornia. Po czym idę w Bolonii na show w wykonaniu Roberta Benigniego. I słyszę w jego monologu, że Giulio Andreotti ma garbatego (garbił się), chadecki premier Giovanni Spadolini grubego (był bardzo otyły), a komunista Enrico Berlinguer czerwonego... Słucham tego w zadziwieniu i zastanawiam się, jak to możliwe. Gdybym ja tak o Jaruzelskim czy Kiszczaku – no niemożliwe! Co prawda dzisiejsze polskie kabarety zmierzają w tym kierunku. Ale tu wciąż istnieje różnica. Włosi robią to z nieprawdopodobnym wdziękiem, którego Polakom brakuje. To samo dotyczy debat politycznych. Kiedy słyszę kłótnie włoskich polityków, odbieram je jako dobre przedstawienie, wręcz operę z odśpiewaniem arii. W polskim piekiełku politycznym wszystko odbywa się na poziomie bruku. Niejednokrotnie próbowałem dociec, w czym problem. Dlaczego oni potrafią się śmiać, a u nas ten śmiech zawsze jest podejrzany? Oni śmieją się beztrosko, dla samego śmiechu, aby poczuć się dobrze. U nas ten śmiech zawsze jest przeciwko komuś i z kogoś, z jakimś zamierzeniem. Nawet jeśli stosujemy absurd, to w odniesieniu. To znaczy – musimy wyszydzić, skompromitować, radość czerpiemy z szydzenia ze słabości drugiego. Wchodząc na wyżyny sztuki, mamy do wyboru albo gombrowiczowski sos, albo witkacowską groteskę. Włochom natomiast wystarczy gest Arlekina, czysta błazenada i kicz cyrkowy, tak lubiany przez Felliniego. Ta różnica tkwi chociażby w słowie „intryga". Po polsku intryga ma złe konotacje. Włoskie *intrigo* wiąże się ze sposobem, w jaki zdobywa się kobietę. Chętnie jest wykorzystywane w *commedii dell'arte*, zawsze w kontekście delikatnej dwuznaczności.

Dam taki przykład. Kiedy jeździłem z *Kontrabasistą*, początkowo towarzyszyła mi ekipa techniczna. I raz w Parmie elektrycy włoscy pytają:

– Kto tu jest *capo delle luci*?

Szukali kierownika oświetlenia. Wskazałem na Wiesia Ochala, mojego wieloletniego współpracownika ze Starego. A Wiesiu:

– Co za kapo?! Mam przypierdolić?

Polski problem – nam zawsze coś kojarzy się z czymś. I to Mrożkowskie „O tu, wybili, panie, za wolność wybili!"[11].

I drugi przykład. Właśnie rozgrywała się afera bunga-bunga. Siedziałem na dworcu w Bolonii. W poczekalni włączony telewizor i kolejne

11 Sławomir Mrożek, *Moniza Clavier*, 1968.

pikantne szczegóły z orgii odbywających się w willach Silvia Berlusconiego. W poczekalni brak ogólnego zgorszenia. Męska część wręcz reagująca entuzjastycznie:

*– E! Bravo ragazzo! Ancora in gamba!*[12]

Klimat niczym z *Amarcordu* Felliniego.

Stąd też był tak znakomity odbiór *Kontrabasisty*. Mieszanka seksu i opery – to Włosi rozumieją doskonale. Najlepiej można się o tym przekonać w mediolańskiej La Scali – rozlegający się z jaskółki szloch po usłyszeniu pięknej arii. Tak też się działo na *Kontrabasiście*. Kiedy mój bohater puszczał płytę z nagraniem arii Fiordiligi z Mozartowskiej *Così fan tutte* i płakał ze wzruszenia nad pięknem kobiecego głosu, płakała z nim też włoska publiczność.

Kolejnym moim zadziwieniem był stosunek Włochów do Kościoła – ich dowcipy na temat papieża, od których uszy mi cierpły. Początkowo sądziłem, że to, co pokazywał w filmach Fellini, jest wyjątkiem, przywilejem wybitnego reżysera. Że tylko u niego mogę zobaczyć pokaz mody kościelnej – zakonnice przed papieżem kręcące pupami i wikarych na wrotkach. Nie wspominając już o czołowym obrazoburcy, Pasolinim, który za film *Twaróg* dostał cztery miesiące więzienia

12 Dzielny chłopak! Jeszcze daje radę!

w zawieszeniu „za obrazę religii państwowej". No ale wiadomo – to artyści. A tu okazuje się, że wcale nie! Że to bardzo włoskie podejście, wywodzące się jeszcze z XV wieku, kiedy to zakonnicy robili kabarety pod murami Watykanu. Jakiś czas musiałem się z tym oswajać. Ucho katolika zza żelaznej kurtyny głuche było na tego typu niuanse. Ale powoli zacząłem się orientować, iż granica bluźnierstwa nie zostaje przekroczona. Że nawet Pier Paolo Pasolini, utraciwszy wiarę w Boga, zachowywał wierność katolickim dogmatom. I rok po skandalicznym *Twarogu* nakręcił *Ewangelię według św. Mateusza*, gdzie pokazuje całe piękno pierwotnego Kościoła – a film zostaje przyjęty z aprobatą przez ludzi zza Spiżowej Bramy. No i przecież Dante – najważniejszy twórca narodowy, w *Boskiej komedii*, najważniejszej epopei narodowej, potępia instytucjonalny Kościół, bezpośrednio atakując samego Bonifacego VIII. Co prawda u nas też wieszczowie, i Mickiewicz, i Słowacki, podnosili głowę przeciw władzy duchowej, ale te elementy z ich dzieł nie istniały w powszechnej świadomości Polaków. Na tym polega różnica pomiędzy włoską a polską świadomością narodową.

Wszystkie moje drogi prowadziły mnie do Rzymu. Nim jednak do Rzymu dojdę, muszę zaznaczyć, iż wierzę, że w moim życiu nie ma przypadków.

Jest późna jesień 1993 roku. W krakowskim kinie „Wanda" obejrzałem *Dziennik intymny* Nanniego Morettiego. Skromny, osobisty film, za który Moretti otrzymał nagrodę reżyserską w Cannes. Jedzie sobie na ulubionej vespie przez opustoszały w sierpniowym upale Rzym, krąży po nieznanych sobie zakamarkach, opowiada o tym, co widział, o swojej dziwnej chorobie i nieudolności lekarzy, o Pasolinim... z niezwykłym urokiem, prostotą, mądrością życiową. I wtedy sobie pomyślałem: „Kurczę, przecież też umiałbym taki film zrobić. Intymne, osobiste kino".

To była iskra. Zacząłem myśleć jak reżyser filmowy. A potem wpadła mi w ręce książka Jerzego Pilcha *Spis cudzołożnic*. Rzecz pod wieloma względami idealnie nadająca się na kino osobiste – o czym jeszcze opowiem. Tu chciałbym na razie zaznaczyć, że Moretti stał się moim natchnieniem. Czy to przypadek, że był uczniem i asystentem Felliniego? Nie uprzedzajmy faktów.

W latach dziewięćdziesiątych jeździłem do Perugii. Dyrektor Centro Universitario Teatrale Roberto Ruggieri zapraszał mnie, abym prowadził u niego kursy aktorskie i seminaria. Zawsze prosiłem o ten sam hotel z dala od miasta, gdzie wokół miałem ciszę, zieleń i możliwość wykąpania się w basenie. Tam zrodził się pomysł na *Historie miłosne*. I to też nie mógł być przypadek – że na ziemi włoskiej poczułem potrzebę opowiedzenia o trudnych miłościach, bolesnych, w tonacji *commedii dolorosa*. W tym o miłości księdza do córki, który dla niej porzuca Kościół. Bo to w niej dojrzał Jezusa.

W Warszawie musiałem kręcić sceny w kościele. Poszedłem do kurii prosić o pozwolenie. Nie dostałem. Próbowałem tłumaczyć księdzu infułatowi, że scenariusz konsultowałem z czynnikami kościelnymi... A on pyta:

– Z kim?

– Z ojcem Janem Kłoczowskim.

– Eee, to dominikanin!

– I z księdzem Józefem Tischnerem.

– Eee, to przecież góral! Tylko w telewizji chce się pokazywać!

Takie podejście nie było w Polsce odosobnione. A we Włoszech? Film został bezbłędnie odczytany. We wrześniu 1997 roku *Historie miłosne* dostały Nagrodę FIPRESCI i – uwaga! – Nagrodę Katolickiego Biura Filmowego (OCIC) w Wenecji! Po dwudziestu siedmiu latach, kiedy ja, student zza żelaznej kurtyny, stałem za barierką i oglądałem przechodzące czerwonym dywanem gwiazdy Hollywoodu, teraz sam, w towarzystwie Kasi Figury, Dominiki Ostałowskiej i Pawła Edelmana, szedłem tymże dywanem.

I czy może to być przypadek, że jednym z dystrybutorów filmu na rynek włoski został Nanni Moretti? Zaprosił nas do prestiżowego kina rzymskiego „Nuovo Sacher", przy którym siedzibę ma firma producencka Morettiego Sacher Film. Od tego czasu rozpoczęła się nasza współpraca i przyjaźń.

W 2005 roku zagrałem w jego filmie *Kajman*. Jest to opowieść o Italii, o tym, jak można w kilkanaście lat zmienić mentalność narodu. Że potrzebne są do tego trzy rzeczy: wielkie pieniądze, całkowita pogarda dla prawa i telewizja. To wszystko posiadał Silvio Berlusconi. I o nim, a raczej o próbie zrobienia filmu o nim, jest *Kajman*. Lecz tak naprawdę to historia uniwersalna – o władzy. Zresztą dla Morettiego był to jakby ciąg dalszy filmu *Kwiecień*, który zrobił niemal dekadę wcześniej, kiedy Berlusconi właśnie zaczynał rządy. W *Kajmanie* gościnnie wzięli udział inni włoscy reżyserzy, aby zademonstrować solidarność w sprzeciwie wobec władzy – Paolo Sorrentino, Giuliano Montaldo, Carlo Mazzacurati i Antonio Luigi Grimaldi. A ja zagrałem polskiego producenta, Jerzego Stuhrowskiego, który decyduje się dać na ten film pieniądze.

Podczas kąpieli w basenie z grającym główną rolę Silviem Orlando wypowiadam bolesne słowa:

– Ta wasza Italietta między horrorem a folklorem... Wydawałoby się, że sięgnęliście już dna, a tu okazuje się, że wciąż do tego dna się dogrzebujecie. I tak ryjecie i ryjecie...

Folklor to *pasta, pomodore, wino bianco* i ta cała reszta, która wabi turystów. A horror gnieździ się pod spodem – morderstwa, przestępstwa, korupcja, pranie brudnych pieniędzy...

Pytałem Nanniego, czy muszę wypowiadać tak okropne słowa. Odpowiedział, że trzeba to powiedzieć Włochom wprost i bardziej do nich dotrze, kiedy usłyszą to z ust obcokrajowca. Miał rację. Na tyle dotarły do włoskiej świadomości, że kiedy szedłem rzymskimi ulicami, ludzie mnie rozpoznawali i wołali:

– *Maestro, Italietta!*

Chodzą pogłoski, że film wpłynął na wybory parlamentarne 2006 roku. Premiera *Kajmana* odbyła się w marcu. Miesiąc później koalicja centrolewicowa Romana Prodiego pokonała centroprawicę Berlusconiego. Zasługa filmu Morettiego? *Anche se non è vero, ma è ben trovato.*

Zastanawiałem się, czy dałoby się taki film zrobić w Polsce. Italiettę należałoby zamienić na Poliettę, czyli Polskunię. I co? No niemożliwe! Proszę Państwa, czy ktoś u nas może sobie wyobrazić Polskunię? Kiedy my zawsze tacy na serio? Nie wspominając już o pieniądzach. Moretti film sfinansował sam. Mógł sobie na to pozwolić. A w Polsce...

Podziwiałem w Morettim wielką umiejętność reżyserską – po scenie podchodził i mówił, co widział w mojej grze. Potem pytał:

– Uważasz, że to wystarczy? A może chciałbyś coś dodać?

Dubli mogliśmy robić nawet po czterdzieści – w Polsce ze względu na koszty nie do pomyślenia.

W czasie wolnym zamęczałem go pytaniami o Felliniego – o anegdoty, metody pracy. Opowiadał na przykład o dawnej technice kręcenia, kiedy jeszcze nie nagrywało się scen z dźwiękiem. Fellini mógł sobie gadać do Mastroianniego, co chciał:

– Uśmiechnij się... teraz spójrz w prawo... stań...

Często potem te sceny nie wchodziły podczas montażu, ale zawsze były pod ręką, na wszelki wypadek.

I anegdoty. Na przykład przygody z kręceniem *Casanovy*. Główną rolę grał Donald Sutherland, który wywodził się z anglosaskiej szkoły psychorealizmu. Według tej metody to, co istnieje w ludzkiej psychice, musi znaleźć swój realny byt na ekranie. Do każdej sceny Sutherland potrzebował *motivation*. W tej sytuacji Fellini każdego rana zostawiał w jego garderobie rysunek. Sutherland twierdził, że nic z tego nie rozumie, że to czysta paranoja, że co to za reżyser, który nie potrafi aktorowi dać *motivation*?!

No i zaczynało się piekło. Fellini biegał po korytarzach słynnego Studia nr 5 i krzyczał:

– Zabierzcie tego chuja ode mnie! On znowu chce *motivation*! Zobaczycie, że go zabiję! Ale najpierw siebie zabiję!

Żądać *motivation* od Felliniego! Nie do uwierzenia.

Pięć lat po *Kajmanie* Nanni postanowił wziąć na warsztat filmowy Watykan. Wydawało się, że skandal gotowy. Nanni jest zdeklarowanym lewakiem, świadomie nie piszę „komunistą", bo w polskich uszach brzmi to strasznie. Ale prawda jest taka, że należał do Partito Comunista Italiano i udzielał się aktywnie na wiecach. Dał mi znać, że ma dla mnie rolę. Pytałem:

– Jaki chcesz zrobić film?

Odpowiedział: – Chcę pokazać Watykan może trochę naiwny, może trochę dziecinny, ale ludzki. To będzie *una commedia dolorosa*.

Bolesna komedia. Pomysł mi się jak najbardziej spodobał. Miałem być Polakiem, który pełni funkcję rzecznika prasowego Stolicy Apostolskiej. Wymyśliłem nazwisko rzecznikowi, według prostego kryterium: żeby Włochom łatwo było je wymówić – Marcin Rajski. A i tak mieli kłopoty z wymową. Kiedy dostałem scenariusz, poczułem, że to rola dla mnie idealna. Już podczas zdjęć komentowałem:

– Gra mi się jak na skrzydłach...

Wtedy dowiedziałem się od scenarzystów, że pisali tę rolę właśnie dla mnie!

Jest tam jedna charakterystyczna scena, kiedy rzecznik czuje się tak bezradny, iż rzuca przekleństwem po polsku:

– No cholera jasna!

To był mój pomysł. Na planie dopytywali się, jak ciężkiego kalibru to przekleństwo. Mówiłem, że średniego. Zrobiliśmy z trzydzieści dubli. Jakaś starsza pani, Polka, przyglądała się z daleka. I komentowała:

– Film o naszym papieżu robią, a ktoś tam tak okropnie klnie...

Nanniemu tak to się spodobało, że chciał, abym klął jeszcze w innych scenach. Przekonałem go, że musi zostać tylko ta jedna. Że człowiek w ekstremalnej sytuacji zapomina obcych języków w gębie i klnie w ojczystym, ale rzecznik to jednak człowiek z klasą i nie wypada mu częściej kląć. Myślę, że miałem rację. Ta scena utkwiła widzom dobrze w głowie, właśnie dlatego, że jedyna.

Zdjęcia robiliśmy w wytwórni Cinecittà, czyli w „mieście ze snów" – jak mówił o tym miejscu Fellini. Obok legendarnego Studia nr 5, które było niemal drugim domem Felliniego.

„O rany... – pomyślałem – no muszę..." i poszedłem pod Studio nr 5, aby złożyć hołd pamięci Mistrza. A tu słyszę:

– Nie ma po co tam wchodzić. Teraz nagrywają tam same teleturnieje dla telewizji.

Na potrzeby *Habemus papam* zbudowano w Cinecittà nową kaplicę Sykstyńską – w historii tego miejsca już siódmą. Ale sporą część zdjęć kręcono w rzymskich pałacach. Na przykład w Palazzo Farnese, którego architektem był Michał Anioł, a gdzie dzisiaj swoją siedzibę ma ambasada francuska. Tam znajdują się słynne freski Annibala Carracciego. Dwa razy w tygodniu na dwie godziny wpuszczane są do Palazzo wycieczki. My mogliśmy się freskami cieszyć podczas nagrywania w piątki, soboty i niedziele, kiedy ambasador wyjeżdżał na weekendy.

W okolicy mieszkania, które dostałem na czas zdjęć, widywałem byłego dyrektora Biura Prasowego Stolicy Apostolskiej Joaquína Navarro-Vallsa. Zacząłem się o niego podpytywać i co się okazało? Mieszkał dosłownie naprzeciwko. Przypadek?

W miarę pracy nad filmem dochodziłem do wniosku, że Moretti jest zbyt łagodny dla Kościoła. Próbowałem go przekonać:

– Nanni, daj trochę ostrzej...

Jeździłem przez pół roku na trasie Warszawa – Rzym, kiedy trwały zdjęcia, i powtarzałem:

– Zobacz, nawet w Polsce coraz częściej krytykuje się papieża. A przecież wiesz, jaki u nas jest kult JPII. Mimo to odzywają się głosy, publiczne rozważania, czy papież wiedział, czy był winien maskowania pedofilii. No zaczęło się. A ty tak delikatnie. Dlaczego?

Wysłuchiwał mnie, po czym mówił:

– Wiesz, ale ja jednak mam swój Watykan w sobie...

I pokazał dobrodusznie bezradność tej wielkiej machiny, która nie potrafi funkcjonować bez serca. A gdzie jest serce? Poszło w miasto. By zmagać się ze swoją niemocą, ze swoim strachem przed wzięciem na siebie odpowiedzialności i przed powiedzeniem światu prawdy: „Nie potrafię". W tym czasie grany przeze mnie rzecznik prasowy sprowadza psychoanalityka, którego zagrał Moretti. To miało być zderzenie wiary z psychoanalizą, wobec której Kościół nastawiony jest nieprzychylnie. A tu okazuje się, że obie te instytucje mają ten sam problem z wątpliwościami nowo wybranego papieża. Że są równie bezradne wobec takich dylematów, jak odwaga stanięcia w obliczu prawdy. Że Kościół zleca odmówienie zdrowaśki, a psychoanalityk zleca tabletki. Kiedy wszystko znajduje się dużo głębiej, w sercu, w duszy, do których te instytucje nie potrafią dotrzeć.

Jednym z najbardziej przejmujących obrazów tego filmu jest pusty balkon bazyliki św. Piotra. Tam powinien stać papież, a my widzimy tylko powiewające zasłony. Towarzyszy temu przejmująca cisza ludu stojącego na placu. Ludu, który został bez pasterza. Potem pojawia się scena, kiedy papież przez malutkie okienko patrzy, jak ci ludzie odchodzą z placu.

Bolesna komedia ludzka, opowiedziana przez komunistę… Czy można lepiej? Czy można piękniej? To jeden z tych włoskich paradoksów.

Watykan jeszcze przed zdjęciami otrzymał scenariusz. Odpowiedzią było milczenie, co Moretti uznał za dobry znak. A pierwszą recenzję po premierze dało Radio Watykańskie. Przychylną!

Oczywiście radykalnie prawicowe media pisały krytycznie, a nawet odradzały chodzenie na film do kina – lecz tutaj nie było dla nas żadnego zaskoczenia. Natomiast od centrum po lewicę ukazywały się coraz bardziej przychylne recenzje. „La Repubblica" wręcz napisała, że takiego filmu Włosi nie mieli od lat.

Zastanawiałem się, jak *Habemus papam* zostanie przyjęty w Polsce, która wciąż nie mogła się otrząsnąć z faktu, że kolejny papież nie jest Polakiem. Ba, nie dość, że nie jest Polakiem, to jeszcze jest Niemcem… Obawiałem się dwojakich reakcji. Ze strony prawej radykalnie negatywnych, ze strony lewej typu:

– Znowu pewnie jakiś Piotr Adamczyk… Nuuuda…

Najpierw rzeczywiście trochę oberwałem. Do autoryzowanego przeze mnie wywiadu pismo dopisało, że wystąpiłem w kpiarskim filmie o papieżu – za co niektórzy mieli do mnie pretensje. Potem jednak zaczęły się dobre recenzje, nawet bardzo dobre. A potem okazało się, że film jest proroczy. Po abdykacji Benedykta XVI zacząłem nawet być w Polsce traktowany jako główny ekspert od spraw abdykacji papieskiej... Od kiedy w Watykanie mamy Franciszka, trudno też nie mieć skojarzeń ze scenami, w których papież jeździ tramwajem. No i ludzki jest bardzo, za pan brat ze słabościami.

Ta dyskusja sztuki z Kościołem we Włoszech wciąż trwa. Paolo Sorrentino zrobił serial *Młody papież*. Można powiedzieć, że *Habemus papam* i *Młody papież* to awers i rewers tejże dyskusji. W czołówce serialu meteoryt przebija się przez znane dzieła mistrzów włoskiego malarstwa, by na końcu uderzyć w papieża i go wywrócić. To oczywiste skojarzenie z rzeźbą Maurizia Cattelana, która została na wystawie w Polsce uszkodzona przez prawicowego posła – w imię obrony wiary. Poseł zrzucił z nóg Jana Pawła II sześćdziesięciokilogramowy głaz... Ot, polska dosłowność jako karzący miecz sprawiedliwości.

Ten gatunek, *commedia dolorosa*, stał mi się bardzo bliski. Rozumiem to, czuję to, też tak bym chciał. No ale w Polsce...

Kiedyś powiedziałem do Roberta Benigniego:

– Zazdroszczę ci. Ja bym takiego filmu jak *La vita è bella* nigdy w Polsce zrobić nie mógł. Dowcipy z Holokaustu? Nie da rady. Ani ja nie jestem do tego przygotowany, ani widzowie w moim kraju.

Jego odpowiedź chyba wyjaśnia wszystko:

– Mieszkasz za blisko Auschwitz.

# Rozdział XIII

# Ogień z wodą, czyli zabawy formą

Nadszedł czas, że poczułem głód dokonania czegoś więcej. Aktor w filmie musi kłaść uszy po sobie, czekać na montaż, by się dowiedzieć, czy w ogóle pojawi się na ekranie. Nawet jeśli został obsadzony w roli głównej, to nie decyduje o tym, które sceny ostatecznie wejdą. I zawsze istnieje ryzyko, że nie wejdą te, które według niego są najlepsze. A przecież tyle życia się pracy poświęciło, życia w drodze i w taksówce, daleko od domu, w wiecznej tułaczce. Przychodzi w końcu taki moment, że coś zaczyna uwierać. Miłość do kina rozbudza w człowieku chęć wzięcia za sztukę odpowiedzialności. Niech to będzie już moje, od początku do końca. I tak zaczęła dojrzewać we mnie potrzeba zajęcia się reżyserią.

U włoskich mistrzów podpatrzyłem, jak można eksperymentować z formą – łączyć ze sobą przeciwności, balansować na granicy gatunków. Najlepiej czułem się w komediodramacie. To łączenie ognia z wodą. Jak w życiu! Ukochany

*Amarcord* Felliniego rozkładałem setki razy na części pierwsze. I zadawałem sobie pytanie: jak to jest? Fellini opowiada o tragicznym momencie w historii miasteczka, o rodzącym się faszyzmie w sposób ciepły i z sympatią dla ludzi. Jak połączyć taki sposób przekazu z kinem osobistym spod znaku Morettiego?

I wtedy wpadła mi w ręce książka Jerzego Pilcha *Spis cudzołożnic*. Jurek z Krakowa, absolwent tej samej polonistyki, mniej więcej rówieśnik, z podobnym problemem „niemieckim", z podobnym poczuciem humoru, te cudzołożnice też gdzieś w moim notesiku są, może nawet te same... – a historia świetnie napisana. Przeczytałem i pomyślałem:

– To moje problemy!

U Kieślowskiego byłem zaopatrzeniowcem i robotnikiem, u Falka szują. We własnym filmie mogłem wreszcie być inteligentem, którym się przecież czuję. Ta książka idealnie też wpisała się w mój stan psychiczny. Miałem wtedy czterdzieści parę lat, przeszedłem ciężką chorobę. A tu bohater mówi:

– Przemijanie mnie trapi.

No właśnie.

Filmowo historia Pilcha była szalenie trudna do przekazania. Najgorsza forma literacka, jaka może się filmowi przydarzyć – monolog. Nieprzekładalne. Ale tu znowu włączyła się moja przekora. Jeśli czegoś nie umiem, zaczyna mnie fascynować. Ten język pilchowo-gombrowiczowski był mój, w tym się przecież wychowałem; musiałem sobie z tym poradzić. I zacząłem walkę z materią: jak monolog przełożyć na obrazki? Doszedłem do wniosku, że trzeba czasem inscenizacją, a czasem gadaniem do kamery. O pieniądze z producentem musieliśmy się zwrócić do Ministerstwa Kultury. A minister Ścibor-Rylski kręci głową i pyta:

– Jak to będzie pan mówił do kamery? To przecież błąd w sztuce!

Wiedziałem, o co mu chodzi. Mówienie bezpośrednio do widza to zdrada fikcji. Z fabuły robi się publicystyka.

– Kamera będzie troszkę wyżej... – pokazałem.

– Czyli tak ukradkiem?

– Otóż to, będę mówił do kamery ukradkiem.

Gdybym nie był aktorem, tego filmu pewnie nigdy nie byłbym w stanie zrobić. Nie dostałbym pieniędzy z bardzo prostej przyczyny: nie umiałbym pokazać, jak chcę to zrobić.

A kiedy dostałem pieniądze, Krzysiek Kieślowski powiedział:

– Zobaczysz, jak ta forsa będzie ci ciążyć...

Rzeczywiście, pieniądze zaczęły ciążyć. Dostaje się kilka milionów na pomysł, nie wiadomo, czy dobry, nagle człowieka zaczyna przytłaczać potężna odpowiedzialność.

Krzysiek zresztą konsultował scenariusz. W sumie to się pokłóciliśmy... Siedzieliśmy razem w Paryżu. On zabrał się za lekturę książki i rzucił nią po godzinie.

– Nie zniosę tych waszych krakowskich smętków!

Ale kiedy zaprosiłem go na pokaz prasowy, powiedział do dziennikarzy, że podpisuje się pod tym filmem duchowo jak pod żadnym polskim filmem ostatnich lat. Co prawda kilka błędów też nam wytknął, jednak potrafił się przyznać, że wcześniej się pomylił. Byliśmy z operatorem, Witkiem Adamkiem, szczęśliwi.

Na planie zaczęły się kolejne kłopoty nowicjusza. Plan to wielki bałagan, nad którym reżyser musi zapanować. Na tym polegał geniusz Andrzeja Wajdy – zawsze dokładnie wiedział, czego chce, miał idealnie wszystko poukładane. A ja nagle się zorientowałem, że nie wiem, jak się do tego zabrać. W wielu sytuacjach ratował mnie Witek. Dziś wydaje mi się to nieprawdopodobne – stres, że rano przychodzę na plan i mówię ekipie:

– Nie wiem.

Dotąd będę siedział po nocy, póki nie wymyślę, co im powiem na drugi dzień. No ale wtedy, nowicjusz... pełen wątpliwości i rozterek. Koszmar!

Przez cały okres pracy nad *Spisem* miałem to poczucie przemijania. Wiedziałem, że już nie wrócę do Starego Teatru. Zmienił się ustrój – wiedziałem, że wszystko musi się zmienić. Na przykład kierownik produkcji daje znać, że jutro musimy kręcić bramę na Szewskiej, w której zginął Staszek Pyjas. Ale jutro mieliśmy kręcić co innego. Trzeba bramę, bo pojutrze idzie do remontu. Albo potrzebna była nam budka, a te zaczęły znikać z polskiego krajobrazu. To mówię do scenografa:

– Wczoraj widziałem budkę na Nowym Kleparzu.

Scenograf tam jedzie, budki już nie ma... W ciągu jednego dnia zlikwidowali.

Dlatego wpadłem na pomysł, aby na końcu dać wiersz Haliny Poświatowskiej o przemijaniu, który śpiewają cudzołożnice... też przemijające.

ja minę
ty miniesz
on minie
mijamy (...)[13].

13 Halina Poświatowska, *Koniugacja*, [w:] *Wszystkie wiersze*, Kraków 2009.

Jurek Pilch napisał w swoim *Dzienniku*, że Stuhr zrobił dobry film, jak chodzi o te baby. Ale z tymi fellinowskimi popierduchami na końcu to przesadził.

Po czym nadchodzi 19. Festiwal Polskich Filmów Fabularnych w Gdyni. Konkurs główny, *Spis cudzołożnic*, reżyseria Jerzy Stuhr. Na widowni same reżyserskie tuzy. Siedzą i patrzą, co ten aktor nam tu pokaże. To nie Włochy, gdzie nikt Morettiemu i Benigniemu nie wytyka, że są aktorami, a stają po drugiej stronie kamery. U nas każdy jest zaszeregowany, no więc... zerkałem przez szparę w drzwiach w poczuciu, że na pewno mnie zmiażdżą. A tu... Stanisława Celińska otrzymuje nagrodę za rolę główną, ja z Jurkiem Pilchem za dialogi, ja Nagrodę Specjalną i film Złote Jabłko od Stowarzyszenia Kobiet Filmu i Telewizji. Moje pierwsze wejście smoka!

Dało solidnego kopa na przyszłość: ja, aktor, a jednak mogę. Wziąłem się za kolejny temat. Tym razem – miłość. I znowu chciałem pobawić się formą. W *Historiach miłosnych* gram cztery postaci – adiunkta, pułkownika, księdza i kryminalistę. Dwaj pierwsi okazują się konformistami. Adiunkt boi się zrezygnować z wygodnego życia, które zapewnia mu praca na uczelni. Pułkownik, żyjący w chorym związku małżeńskim, ponownie spotyka dawną miłość, Rosjankę poznaną podczas olimpiady w Moskwie. Ale rezygnuje z tej miłości, bo to koliduje z jego karierą wojskową. Nowe czasy, nowe układy polityczne. Teraz nie może sobie pozwolić na jakiekolwiek skojarzenia z Układem Warszawskim. Niby obaj żyją – ale co to za życie?... Ksiądz wszystko kładzie na szali. Odchodzi z Kościoła i zawodzi pryncypialną matkę w imię miłości do córki, która odnalazła go po latach. Czwarta postać, kryminalista, na tyle mocno kocha, że pozwala się oszukiwać ukochanej. Bolesne wybory mówiące o tym, do czego sam dorastałem przez lata – że miłość wymaga ciężkiej pracy i odwagi.

Ten scenariusz także konsultowałem z Kieślowskim. Ponownie starliśmy się, mocniej niż przy *Spisie*. On chciał metafizyki, ja bardziej literacko-moralitetowych historyjek, bo w tym zdecydowanie lepiej się czuję. Po kilku dyskusjach i jego sugestiach pomyślałem, że muszę to jednak pociągnąć sam. Stanąłem przed wyborem – albo to będzie jego film, albo mój.

Pamiętam, że kiedy postawiłem w scenariuszu ostatnią kropkę, obudziłem żonę. Była trzecia nad ranem. Poprosiłem:

– Basiu, napij się ze mną. Jestem w przygnębiającym nastroju.

Ostatnia kropka oznacza koniec tajemnicy. Póki buduje się świat na papierze, można z tym zrobić wszystko. Niesamowite uczucie: pisarz jest bogiem, od początku tworzy świat i postaci.

A potem... Zaczyna się reżyseria, czyli przygoda intelektualna, w dużej mierze polegająca na umiejętnościach organizatorskich. Zbudowany w wyobraźni świat trzeba teraz oddać innym, wytłumaczyć im, na czym on ma polegać. To twarde zderzenie z rzeczywistością. Na szczęście potem znowu nadchodzą przyjemne chwile – kiedy na planie pojawiają się aktorzy. Wtedy mogę ze zdziwieniem patrzeć na stworzone przeze mnie postaci – jeszcze niby moje, a już nie moje. Bo kto inny budzi je do życia. Nadaje im wygląd, charakter, pobudza bicie serca... To kolejne fascynujące wzruszenie.

Mimo kontrowersji pomiędzy mną a Krzysztofem ten film jednak wiele mu zawdzięczał. Chociażby w rolach kobiecych, które na papierze wyglądały dosyć marnie. Uznałem, że zrobię jak on – poczekam na aktorki, może mi coś podpowiedzą. Krzysztof często tak robił. Rosjankę w *Historiach miłosnych* miała zagrać Irina Alfiorowa. Pytałem ją podczas castingu, czy to możliwe, żeby kobieta pokonała tyle kilometrów z miłości do mężczyzny, który dawno temu ją porzucił. Bo współpracowniczki polskie mi zarzucały, że to niemożliwe. Żadna kobieta nie zniesie takiego poniżenia. A ona mówi:

– *Kak liubit, tak prijediet*[14].

14 Jak kocha, to przyjedzie.

Już nie miałem wątpliwości, że to strzał w dziesiątkę.

Krzysztof zmarł w marcu 1996 roku. Wiedziałem, że muszę mu ten film zadedykować. Podczas montażu przyszedł Julek Machulski, który był producentem, i powiedział, żebym tego nie robił. Bo to głupio, widzowie mogą uznać, iż wożę się na Kieślowskim. Ale mnie tak bardzo zależało. W końcu wymyśliliśmy: umieścimy dedykację na końcu. Potem Julek zrobił projekcję dla znajomych filmowców w Stanach. I jeden mówi:

– Film dobry, ale dlaczego dedykacja na końcu? Jakieś to dziwne...

Co za szczęście. Przywróciliśmy na początek.

Po czym... zaczynają się nagrody – Toronto, Gdynia i list zawiadamiający, że film został zakwalifikowany do Konkursu Głównego festiwalu w Wenecji! Prowadzącą na festiwalu była Grażyna Torbicka. Zawsze po południu jest pokaz prasowy, a na drugi dzień pokaz główny. Podszedłem do niej na pokazie prasowym:

– Grażynko, wpuść mnie...

– Nie wolno twórcy.

– Przynajmniej daj zaglądnąć...

Nie wolno. A tam siedzi sześciuset gości, pełna sala. W barku z nerwów piłem grappę za grappą. Znowu proszę:

– Grażyna, daj mi chociaż początek zobaczyć, tak tutaj przez szparę...

Wyszła na salę, zapowiedziała, że to film polski, jutro będzie w konkursie głównym. Światła gasną, na ekranie pojawia się czarne tło i biały napis „Krzysztofowi Kieślowskiemu dedykuję ten film". Słyszę brawa. Myślę:

– Boże, dobrze się zaczyna...

*Historie miłosne* – moje największe wejście smoka.

Mija rok, przychodzi mi do głowy trzeci pomysł. Znowu – jak ugryźć formę? Tym razem wymyśliłem, że chcę opowiedzieć o życiu pewnego inteligenta, który doskonale wie, co to dobro i zło, a jednak... Główny bohater jest prokuratorem. Zawodowo staje w obronie fundamentalnych wartości, prywatnie te wartości nagina według swoich potrzeb. Jak opowiedzieć jego życie, aby zmieścić wszystko, jednocześnie nie zanudzając widza? Mam! *Tydzień z życia mężczyzny*. Historia opowiedziana w ciągu tygodnia, według katolickiego cyklu, a więc w piątek dzieje się to, co najważniejsze i najgorsze zarazem. Mottem przewodnim całej historii zrobiłem cytat z Szekspira „Jak doskonałym tworem jest człowiek". Doskonały twór zmagający się ze swoimi niedoskonałościami. Ciągłe zdawanie egzaminu z sumienia.

W Wenecji film otrzymał nagrodę OCIC, przyznawaną przez krytyków katolickich – co potwierdziło, że poszedłem dobrym tropem. A mimo to miałem wątpliwości natury moralnej. Poczułem bowiem, że dotykam pewnej granicy ludzkich możliwości, której być może nie wolno mi przekraczać. Pamiętałem reakcje widzów na *Krótki film o zabijaniu* Kieślowskiego. Sytuację, kiedy główny bohater zabija kamieniem taksówkarza, a z sali kinowej muszą wynieść kobietę, bo dostała spazmów płaczu. I nagle mnie jako reżyserowi przydarza się to samo. W São Paulo na festiwalu siedziałem na projekcji. Zaczyna się scena, kiedy bohater w teczce ma 30 tysięcy dolarów na zakup domu. Dostaje telefon w sprawie matki. Jedzie do szpitala i od lekarki dowiaduje się, że jest szansa dla matki cierpiącej na nowotwór – można zrobić w USA operację. Koszt to 30 tysięcy dolarów... Bohater siedzi naprzeciwko, kurczowo ściska teczkę i się zastanawia. Potem wychodzi, mijając salę, w której leży matka. Nie ma odwagi do niej wejść. I następna scena – wypłaca te pieniądze właścicielom domu. Oni przeliczają, on stoi w oknie... Nagle na widowni słyszę spazmatyczny płacz. Zerkam dyskretnie, jakiś mężczyzna – musieli go wyprowadzić. Potem usiadłem w barze i zacząłem się zastanawiać:

– Czy mam prawo aż tak rozhuśtać ludzkie emocje?

Sytuacja powtórzyła się na festiwalu młodzieżowym w Uherské Hradiště na Morawach.

Ostatni dzień festiwalu, widownia pełna plecaków i młodzieży. Po seansie spotkanie z tą młodzieżą. Tłumaczka w pewnym momencie nie była w stanie tłumaczyć... Musiała wyjść na chwilę, aby się uspokoić.

Kolejny film przyszedł do mnie całkiem niespodziewanie. I wiem, że już nigdy takiego filmu nie zrobię. To wyjątek, perełeczka, z zapisaną na taśmie ingerencją Krzysztofa z zaświatów. Jestem tego pewien. Bo za dużo tu się wydarzyło niewytłumaczalnych zbiegów okoliczności.

Zaczęło się od telefonu. Zadzwonił Janusz Morgenstern z wiadomością, że w Muzeum Kinematografii we Frankfurcie znalazł czterostronicowy treatment Krzysztofa według opowiadania Kazimierza Orłosia z 1974 roku.

– Robimy. Ja jestem producent, pan gra i reżyseruje – zaproponował.

Cztery karteczki! W przypadku głównej roli kobiecej tylko jedno zdanie: „Pani Sawickiej wielbłąd nie bardzo przypadł do gustu". A tu trzeba zrobić rolę. No jak?! Z drugiej strony fascynujące zadanie – pójść tymi tropami. Najpierw chciałem się upewnić, czy mi wolno. Odwiedziłem żonę Krzyśka, Marysię Kieślowską, naszą przyjaciółkę, i pytam:

– Czy mam to robić?

– Rób!

Z jej pozwoleniem lepiej się poczułem. I zacząłem dziergać. Tak, dziergać – to dobre określenie.

Krzysiek chciał to zrobić dla telewizji. Zresztą opowieść o dużym zwierzęciu miała być jego telewizyjnym debiutem. Ale prawdopodobnie czynniki partyjne się przestraszyły. Wielbłąd? Ale o co chodzi? O tolerancję? Nie, to nie przejdzie... Naród oczekuje prostych historii, polskich historii. Gdyby to chodziło o krowę...

Ja natomiast, im dłużej nad tym siedziałem, tym bardziej przekonywałem się, że obok tolerancji rodzi się tu jeszcze drugie przesłanie – że każdy ma prawo do innej miłości. A że wieś tego nie rozumie?...

– Panie Sawicki, na co panu wielbłąd? Nie może być jakieś normalne, ludzkie zwierzę. Pies, kot?

Czasem tak się zdarza, że film się wymyka autorowi i sam podąża w nieoczekiwaną stronę. *Duże zwierzę* poszło w tę dobrą. Jako miejsce akcji wymyśliłem sobie Tymbark. Paweł Edelman, operator, zaproponował, by zrobić film czarno-biały, bo w tej fakturze wielbłąd wychodzi najlepiej. No więc dziergamy. I kolejne problemy. Skąd w Polsce wielbłąd? No to trzeba dać na początek odjazd cyrku. Uwiarygodnić historię: pozostawili zwierzę na pastwę losu? Może zapomnieli? Dalej. U Krzyśka było zapisane: „Pan Sawicki rano na podwórku znalazł trupa wielbłąda". Miałem dwóch treserów od wielbłąda. Mówię do nich:

– Panowie, taka scena przyjdzie, i musimy wielbłąda położyć na bok.

A oni: – Panie Jerzy, ale wielbłąda nie da się położyć na bok.

– Jak to?

– No nie, bo mu te miechy nie pozwalają.

Okazało się, że wielbłądy zawsze kładą się na brzuchu. A tu w scenariuszu stało, że trup. No to powinien leżeć bokiem, z wyciągniętymi nogami. Jeden treser, Ukrainiec, zaproponował, żeby dół wykopać, do którego wejdą te miechy, a potem dać zwierzęciu zastrzyk usypiający i położyć. Na to nie mogłem się zgodzić. W takim razie wielbłąd musi zniknąć. Ale jak to wymyślić? Katram! Czyli wielbłądzia uprzęż. Przez cały film wielbłąd w nim chodzi. To teraz pan Sawicki musi znaleźć ten katram. Najpierw znika wielbłąd, wieczorem. Sawicki biegnie na policję zgłosić zaginięcie. A rano znajduje w błocie katram. I tak musieliśmy dokonywać ciągłych zmian na żywym (dosłownie!) organizmie.

Ale jednocześnie wszystko się nadzwyczajnie układało. Jakby Krzysztof wciąż czuwał z góry nad planem filmowym. Cały czas lał deszcz, i nagle trzy dni, kiedy słońce pokazywało się na godzinę. To weszło do filmu. Mało, u Krzyśka w scenariuszu było, że na końcu państwo

Sawiccy jadą do warszawskiego ogrodu zoologicznego oglądać wielbłądy. Trzeba w takim razie jakoś pokazać upływ czasu. I nagle w Tymbarku spada śnieg, jest biało. Nakręciłem scenę, kiedy stoję przed domem i mówię sam do siebie:

– Widzisz, zima, ciężko by było teraz obgryźć gałązki.

I znowu – scena z pieskiem. Dwa tygodnie tresury. Malutkiego pieska wypuszczaliśmy zza kadru. On miał za zadanie podbiec do mnie, obwąchać i odejść. Symboliczna scena: pan Sawicki nawet na niego nie patrzy, no bo to nie to zwierzę... Z jednej strony treser, z drugiej strony treser, ja mam kiełbasę wszytą w nogawkę spodni. Piesek podbiega, wącha, odchodzi. Udało się! Ale jest następny problem. Kręcimy to w śniegu. Kolejne zdjęcia mają być w warszawskim zoo. A jak w Warszawie śniegu nie będzie? Przyjeżdżamy – spada śnieg! No cud. I znowu problem. Z Anią Dymną kręcimy scenę z wielbłądami. A tu okazuje się, że one są dzikie, nie lubią podchodzić do ludzi. Kiedy w scenariuszu wymyśliłem, że stoją nad Sawickimi. W takim razie trzeba wziąć te z cyrku, one do ludzi podchodzą. I kolejny problem – te w ogrodzie zoologicznym są czarne. No to trzeba z cyrku wziąć czarne. Ale nie można ich wsadzić za ogrodzenie z tymi w zoo. Na szczęście obok jest park. Kolejny problem – nie mogą mieć katramów, przecież w zoo ich nie mają! A jak się zdejmie katramy, wielbłądy przestają człowieka słuchać. Opiekunowie ściągnęli katramy i zwierzęta natychmiast zaczęły nam się rozłazić. Tragedia! Tu dzień się pomału obsuwa, operator ostrzega. Co robić? Mówię:

– Anka, robimy tak. Ustawiamy się jak najciaśniej można, dwie kamery równolegle, i uważaj, po słowie „klaps", żeby chociaż trzy sekundy było bez ruchu, to ja zrobię stop-klatkę i tak skończymy, pójdzie muzyka. Ale wytrzymajmy trzy sekundy.

Ucharakteryzowaliśmy się i zaczynamy. Stanęliśmy przy ogrodzeniu, treserzy trzymają wielbłądy za kudły – kiedy rusza kamera, mają puścić. Kamera poszła. Sekunda, wielbłądy nad nami stoją, druga sekunda, stoją, trzecia, stoją... Mało tego, zaczynają się pochylać nad nami i wąchać po twarzy. Cud! Bałem się, że mi Anka przerwie ujęcie i mówię półgębkiem:

– Jak się ruszysz, to cię zabiję...

Trwa to i trwa. Mam scenę, stop! Wołam:

– Słuchajcie, naprawdę stał się cud!

Na co trener się odzywa:

– Nie cud, tylko szminkę na twarzy macie. To jest słodkie, a one do słodkiego idą...

Największą satysfakcję miałem, kiedy docierały do mnie głosy, że przez godzinę seansu widzowie chcieli mieć wielbłąda. Ciekawe były też reakcje w różnych częściach świata. W Rosji usłyszałem na przykład od kobiety:

– Jak oni się kochają.

Nie bardzo wiedziałem, o kogo chodzi. Pan Sawicki z wielbłądem? Nie, chodziło jej o państwa Sawickich.

– Kiedy oni te pierogi jedzą, to widać taką piękną miłość między nimi.

Niedawno pokazywałem *Duże zwierzę* w Indiach. Sala nabita. Kazali powtórzyć projekcję. Ciekawe. Ale oni mają święte krowy...

Kolejny film już mocno osadziłem w formie tragikomedii. *Pogoda na jutro* to próba rozliczenia się starszego pokolenia z odpowiedzialności za młodsze. To moje poczucie winy – że ci, co po nas idą, nie mają zakorzenienia społeczno-socjalnego. Bohater ucieka od odpowiedzialności do klasztoru. Po siedemnastu latach wychodzi na zewnątrz i zderza się z całkowicie niezrozumiałą dla siebie rzeczywistością. Spotyka się z najbliższymi, dla których jest obcy i którzy pogubili się w życiu. On wie, że to jego wina. Mówi do żony:

– Całe życie jesteśmy odpowiedzialni za dzieci.

*Pogoda na jutro* powstała siedem lat przed *Habemus papam*. Ale chyba coś te dwa filmy łączy. Bohater *Pogody* ucieka przed życiem do klasztoru. Bohater *Habemus* ucieka z Watykanu do życia. Obaj z tego samego powodu – nie mają odwagi wziąć na siebie odpowiedzialności. Lecz obaj przynajmniej są tego świadomi. Nie zrzucają winy na innych. To pozytywne przesłanie obu filmów.

Leon Cackoff, nieżyjący mój przyjaciel i dyrektor festiwalu filmowego w São Paulo, sprawił mi kiedyś niezwykłą radość. Zwierzyłem mu się, że brakuje mi w kinie żywego uczestnictwa publiczności. Zapamiętał to sobie i na pokazie *Pogody* sfilmował publiczność na sali kinowej. Specjalnie też powybierał widzów w okularach, żeby nie było wątpliwości, o który film chodzi. Ich śmiech był dla mnie najpiękniejszym prezentem od przyjaciela.

Grając i reżyserując samego siebie, człowiek zaczyna czuć się samotny. Po tych kilku z rzędu własnych filmach dostałem propozycję roli od Krzysztofa Zanussiego w *Persona non grata*. I nagle ulga, że po ujęciu Zanussi mówi mi, co zagrałem. Ktoś otacza mnie opieką i wspólnie dochodzimy do optymalnego efektu. Chwilowe zdjęcie mi z pleców odpowiedzialności. Bardzo potrzebowałem takiego płodozmianu.

A potem zaczęło się w Polsce szaleństwo lustracyjne IV RP. Byłem wówczas rektorem krakowskiej PWST. Zostałem zobowiązany do zebrania oświadczeń od wszystkich uczących. Sam też zostałem zlustrowany przez Ministerstwo Kultury. Nasi pedagodzy buntowali się, do mnie mieli pretensje. A co ja mogłem zrobić? Mocno niekomfortowa sytuacja. Zebrałem te oświadczenia.

Wgląd w nie miałem tylko ja i personalna. Siedzimy razem w gabinecie i czytamy. Nie byłem. Nie byłem. Byłem... Kolega z roku... Nie byłem. Nie byłam. Byłam... Koleżanka. Kiedyś mi się podobała... Wysłaliśmy oświadczenia do IPN-u. Po miesiącu je zwrócili. Trybunał Konstytucyjny orzekł, że uczelni lustracja nie obejmuje. Dokumenty poszły do niszczarki, a ja zostałem z tą okropną wiedzą. Musiałem to z siebie wyrzucić. I tak zrodził się pomysł na film.

*Korowód* to historia dwóch pokoleń Polaków: dzisiejszych studentów i ich rodziców. Tu też zderzyłem ze sobą pokolenia jak w poprzednim filmie. Na to zderzenie nałożyła się lustracja i lista Wildsteina. Niby odmienne podejście do historii, ale podobne dylematy moralne. Czy można oszukiwać? Czy da się to naprawić? A to Polska właśnie.

Dekadę po *Spisie cudzołożnic* uznałem, że nadszedł czas podsumowania – i życia, i kina autorskiego. Zasiadłem do pracy nad *Obywatelem*. Chciałem pokazać, przez co my, Polacy, przeszliśmy w XX wieku. Ale Munkiem. Bo poważnie już o naszej historii opowiedzieli Wajda, Kieślowski czy Smarzowski. Ja chciałem w krzywym zwierciadle. Jak Munk w *Eroice* i *Zezowatym szczęściu*. Andrzeja Munka osobiście nie miałem okazji poznać. Natomiast poznałem Jerzego Stawińskiego, czyli autora scenariuszy Munka. Napisał scenariusz do filmu Andrzeja Kotkowskiego *Obywatel Piszczyk*, w którym zagrałem główną rolę. To był sam koniec poprzedniej epoki, 1988 rok.

Żaliłem się wtedy Stawińskiemu:

– Piszczyk, którego pan dla mnie napisał, jest taki spsiały. Piszczyk Kobieli był romantyczny. Ale ja wiem, że muszę grać spsiałego, bo czasy, które pan opisuje w drugiej części, są spsiałe.

Odpowiedział na to: – Ma pan przed sobą poważne zadanie aktorskie.

Przy *Obywatelu* musiałem wykazać się odwagą obywatelską. Postawić sobie przed oczami lustro i spojrzeć w nie jako w oczy Polaka. Wykorzystałem też trochę elementów z własnego życiorysu. A więc mój Jan Bratek jako dzieciak mówi *Murzynka Bambo* pod portretami Stalina i Bieruta, jak ja mówiłem. Do sklepikarza woła „Ty Żydzie!", jak to mnie się zdarzyło. I z kolegami rzuca szalonej dziewczynie monety, żeby się przed nimi obnażyła. Myśmy szli oglądać Cygankę.

*Obywatel* to historia w jednej trzeciej przeżyta, w jednej trzeciej zaobserwowana, a w jednej trzeciej wyobrażona. Mój Bratek po uszy siedzi w polskiej historii – lecz cały jego problem polega na tym, że zawsze dzieje się to niechcący i zawsze dla niego kończy się klęską. Wielokrotnie miał szansę dostać twarz. Tyle że to oportunista, konformista, człowiek bez właściwości... Jedyne, co może, to odzyskać biało-czerwoną gębę.

Znowu chciałem poeksperymentować z formą. Wpadłem na pomysł opowiedzenia historii od tyłu. Trochę na zasadzie krzyżówki lub zabawy w scrabble. I zaczęła się męka. Jak opowiadać do tyłu, jednocześnie nie zdradzając widzowi puenty? Gigantyczne zadanie. Polska krytyka skupiła się wyłącznie na przekazie treści – polskość i tak dalej. A za granicą wszyscy zwracali uwagę właśnie na formę. Niedawno film został nagrodzony w Rumunii. Międzynarodowe jury. Na bankiecie podszedłem do nich i pytam:

– Co wam się w tym filmie podobało? To przecież tak polska historia, słabo zrozumiała dla zachodnich widzów.

– Forma, proszę pana.

Pod względem produkcyjnym był to mój największy film. Na plan weszło stu sześciu aktorów! Oczywiście wymagał sporego budżetu, bo częściowo jako historyczny był też filmem kostiumowym. Miałem problem ze zdobyciem pieniędzy z Państwowego Instytutu Sztuki Filmowej. Eksperci PISF-u napisali bardzo dobre recenzje, ale pani dyrektor była na nie. Dopiero za trzecim razem pieniądze dostałem, kiedy wykazałem się połową budżetu zebraną od prywatnych sponsorów. Dlaczego? Do dzisiaj nie wiem.

W tej chwili mam poczucie, że co miałem powiedzieć w kinie autorskim, już powiedziałem. Moje filmy to ślady moich zmagań z życiem.

Sięgałem po to, co mnie dręczy, a z czym sam sobie nie potrafiłem poradzić. Teraz czas na coś innego. Mam pewne marzenie... Chciałbym nakręcić *Kontrabasistę*. Trudne przedsięwzięcie. Byłaby to opowieść o wielkiej samotności. Przychodzi mi do głowy tylko jeden punkt odniesienia – *Lokator* Romana Polańskiego, z jego atmosferą szaleństwa i alienacji. Czy coś z tego się wykluje? Pożyjemy, zobaczymy.

# Rozdział XIV

# Dwugłowy smok popularności

Miałem niedawno incydent. Zatrzymał mnie na drodze policjant. Młody, dwudziestokilkuletni zaledwie chłopak.

– Panie kierowco, pan dmuchnie.

– Nie dmuchnę! – mówię.

– Dmuchnie pan.

– Nie ma pan prawa mnie zmusić, jeżeli nie popełniłem przestępstwa.

Patrzy mi prosto w oczy. Widać, że czerpie z tego przyjemność.

– Było wykroczenie, proszę pana – twierdzi.

– Jakie?

– Lewym kołem najechał pan na linię ciągłą. Podjąłem czynność wykonawczą, proszę dmuchnąć!

Odpuściłem. Bardzo możliwe, że po służbie pochwalił się w domu:

– Mama, temu z *Seksmisji* kazałem dmuchać!

Tak wygląda smok popularności. Zawsze trzeba się liczyć z tym, że ktoś będzie chciał się przed nami popisać.

Inna sytuacja. Początek stanu wojennego. Kiedy po raz pierwszy zobaczyłem w telewizji spikera w mundurze, parsknąłem śmiechem. Dla mnie ubrał się w kostium, czego nie mogłem odebrać poważnie. Oczywiście ponura refleksja też potem nadeszła, taka jednak była moja pierwsza reakcja. Po czym mija kilka dni i dostaję telegram, że muszę jechać do Łodzi na dokończenie zdjęć do filmu Janusza Zaorskiego *Matka Królów*, gdzie grałem ubeka...

Otrzymałem zezwolenie, specjalną przepustkę. Muszę jechać nocnym pociągiem, a więc wyjść z domu w godzinie policyjnej. Nigdzie taksówki, całkowita pustka na ulicach, a ja ruszam na piechotę do Dworca Głównego. Idę od ulicy 18 Stycznia, na rogu której mieszkałem (dzisiaj Królewska), przez całą Karmelicką – i nic się nie dzieje. Wchodzę w Rynek, mijam Sukiennice – a tu zajeżdża mi drogę milicyjna suka. Panowie wyskakują z rozkazem:

– Ręce do góry! Pod ścianę!

– Panowie, mam pozwolenie...

Widzę ich konsternację.

– Kaziu, poczekaj... – mówi jeden do drugiego.

I już broń odstawiają.

– Dobry wieczór, panie Jurku... – ten pierwszy przyjaźnie zagaduje. – A gdzie to pan idzie?

– Na pociąg.

– Proszę do nas, podrzucimy...

Myślę sobie: „I co teraz? Jak ja wysiądę z tej suki na dworcu, a ktoś mnie zobaczy? Naszym doniesie, pomyślą, że wtyka jestem?".

Przełknąłem wstyd i wiedziony ciekawością kabaretowego dokumentalisty wsiadłem. Jedziemy wolniutko, a oni zagadują:

– Co tam u was słychać?... Grają coś?... Co u Laskowika?

Na ile mogę, odpowiadam. A oni dalej:

– Wystąpiłby pan w telewizji, coś fajnego powiedział. Panie Jureczku, my pana bardzo lubimy... A gdzie to pan tak po nocy?

– Do Łodzi jadę, na plan filmowy.

– A kogo pan tam gra?

– No... takiego urzędnika...

Powiem, że ubeka? Lepiej nie.

Przed dworcem na szczęście nikogo nie było. Na koniec usłyszałem:

– Do widzenia, panie Jureczku. Wszystkiego dobrego! Następnym razem, jakby co, to proszę walić do nas w ciemno. Zawsze do usług!

Potem nadchodzi 1984 rok – i premiera *Seksmisji*. Polska szara, ponura, pozbawiona nadziei, a tu na ekranach komedia. Podczas kręcenia bywało, że operator prosił o dubel, bo mu się kamera trzęsła ze śmiechu. Chciałem sprawdzić, czy to będzie tak dalej działać. Podjeżdżałem autem pod kino „Kijów" od strony wyjścia, parkowałem na bocznej ulicy i patrzyłem, jak wylewa się z kina tłum roześmianych ludzi. Roześmiana od ucha do ucha Polska! Myślałem z satysfakcją: „Jednak warto było zrobić ten film, choćby dla tej właśnie chwili".

Do tej pory kojarzyłem się publiczności jako Danielak i Mosz. Sam już byłem zmęczony tym kinem moralnego niepokoju, potrzebowałem płodozmianu. I nagle stałem się Maksiem, którego zatrzymuje na ulicy pani i mówi, że córka bardzo prosi o odpowiedź na pytanie. A mała pyta:

– Bolało, jak zamrażali?

Zrozumiałem, że historia tego filmu nigdy się nie skończy. „Ciemność widzę" utrwali się w języku polskim na stałe. A potem... Maciek chodził do szkoły muzycznej. Chciano szkołę wyprowadzić z budynku w samym centrum miasta. Mocno w sprawę się zaangażowałem, jako przedstawiciel rodziców chodziłem na negocjacje. No i rozmawiam z urzędnikiem, emocjonalnie przekazuję argumenty, na co słyszę:

– Panie Stuhr, tu nie *Seksmisja*!...

Zamilkłem. Bo co miałem powiedzieć? Jak odpowiedzieć na atak poniżej pasa?

Tak wygląda dwugłowy smok popularności.

Na studiach jako nieopierzeni aktorzy marzyliśmy o sławie – nie popularności. Popularny to był pan od pogody i piosenkarka. Po czym stałem się jedną z pierwszych ofiar popularności w środowisku aktorskim. Starsi koledzy grywali w kabaretach, lecz dopiero przeniesione na ekran telewizora powodowały, że aktor stawał się popularny. I nagle, po serii telewizyjnych *Spotkań z balladą* zacząłem się przekonywać, że ta popularność może mi bardziej zaszkodzić, niż dać przyjemność z jednorazowego aplauzu. Po *Seksmisji* było jeszcze gorzej. Bo z jednej strony tracę poczucie prywatności, z drugiej jestem konfrontowany z ludzkimi reakcjami, w których zaciera się granica pomiędzy fikcją a rzeczywistością. Widzą Maksia w krótkich spodenkach, takiego swojskiego gościa, co to z nim i na bitkę, i na wypitkę. No to ciach... Podejść można, w ramię klepnąć i przekleństwem swojsko rzucić. Miałby się obrazić? Do zdjęcia nie stanąć? Nooo, to my tu zaraz mu pokażemy!

Kiedy jako chłopak zapatrzyłem się w Kobielę w pociągu, mama natychmiast zwróciła mi uwagę, że to niegrzeczne. Z czasem zacząłem tego doświadczać na własnej skórze – stawać pod pręgierzem spojrzeń tych, którym ich matka w odpowiednim czasie pewnych zasad nie wpoiła. Kiedyś przyjechaliśmy z Władkiem Kowalskim na plan filmowy w Gdyni. Siedzimy w garderobach, ucharakteryzowani, jeszcze zmęczeni podróżą, a tu stają w drzwiach ludzie i się gapią. Niedaleko odbywał się jakiś zjazd. Wieść między uczestnikami poszła, że obok film będą kręcić. Przyszli, stanęli, gapią się na nas. Władek grzecznie zareagował:

– Proszę państwa, bardzo proszę zamknąć drzwi.

Na co oni, z agresją: – A co? Nie wolno patrzeć?!

Żaden malarz nie lubi, aby mu zaglądać w szkice. Żaden pisarz nie lubi, aby zaglądać mu w notatki. Żaden kucharz nie lubi, aby włazić do kuchni i nos wpychać w gary. Owszem, aktor jest od tego, aby widz mógł się na niego gapić – na scenie! Garderoba to miejsce intymne, jak toaleta.

Bywało i tak: kiedy w telewizji szedł film, w którym grałem sceny erotyczne, w nocy nagle dzwonił telefon. Żona odbierała, by usłyszeć:

– Stuhr, ty zboczeńcu! Ty chamska świnio erotyczna!

Albo: – Stuhr, ty zmoro, zginiesz jak Aldo Moro!

To jedna głowa smoka popularności. Druga, przyznam szczerze, niebezpiecznie rozbudza diabła megalomanii.

Idę w Gdyni bulwarem – mijający mnie ludzie mówią „Dzień dobry". Idę Starówką w Olsztynie czy Lublinie – ludzie mówią „Dzień dobry". Idę Długim Targiem w Gdańsku – wszyscy mnie znają, uśmiechają się i mówią „Dzień dobry". To powoduje, że człowiek zaczyna się czuć wyindywidualizowany z tego tłumu. Nie powiem wywyższony. Wyindywidualizowany z rozentuzjazmowanego tłumu – jak to musieliśmy powtarzać w szkole teatralnej podczas ćwiczeń z dykcji. Od wyindywidualizowania pierwiastek narcystyczny zaczyna wzrastać. Zwłaszcza w zawodzie aktora może dojść do niebezpiecznej granicy i stać się chorobą. Włosi mają na to termin *farsi vedere*[15]. Dla nich posiada on pozytywne kono-

15 Pokazywać się.

tacje – *bisogna farsi vedere!*[16] A w Polsce... jeśli zaczynasz się pokazywać, rodacy zaraz chcą ci przywalić. Albo ty chorujesz, albo zaczynają na twoim punkcie chorować inni. Ot, polskie piekiełko.

Podczas moich pierwszych tournée po Włoszech posyłałem kolegom w Starym Teatrze karteczki z pozdrowieniami. Na tablicy pluskiewką były przypinane. Już po czwartej Basia zadzwoniła i poprosiła, bym tego nie robił, bo ktoś je zdarł z tablicy i podarł...

Jestem autokrytyczny i autoironiczny, bywa jednak, że bazuję na popularności. Na przykład jedziemy z żoną samochodem. Basia ostrzega:

– Nie wjeżdżaj tu. Przecież widzisz, że jest ruch ograniczony.

Na co odpowiadam: – Ja mogę.

Bo wiem, że mnie policjant zatrzyma i o autograf poprosi. To moja korzyść z roli inspektora Ryby w *Kilerze* Julka Machulskiego.

Czasem policjant nie rozpoznaje.

– Panie kierowco, pan wie, jakie było wykroczenie?

– Wiem, przekroczenie szybkości.

– No właśnie. Dokumenty poproszę...

Odchodzi do radiowozu, tam z kolegą się konsultuje, wraca i dokumenty oddaje z uśmiechem. Pytam, czy mandat będzie.

16 Trzeba się pokazywać!

– Przecież nie będziemy brać od inspektora Ryby...

Wśród aktorów jest znany pewien policjant zbierający autografy. Ma chyba największą w Polsce kolekcję.

Smok popularności zmusza mnie do bycia bez przerwy w pogotowiu. Nie mogę na przykład pozostawić po sobie brudu i bałaganu w hotelu. Ta świadomość, że każda sprzątaczka, każda recepcjonistka wie, że to ja nabrudziłem, a nie jakiś tam kolejny anonimowy gość, zawsze zmusza do odpowiednich zachowań. Niedawno to sobie znowu uzmysłowiłem, kiedy wycierałem stolik po moich lekarstwach.

– Dlaczego ja to robię?! Przecież zaraz przyjdzie pani sprzątająca...

A jednak robię.

Długie lata w warszawskim hotelu Grand miałem na stałe wynajęty pokój. Zdarzało mi się przychodzić z planu nad ranem tak zmęczonym, że bez zmycia charakteryzacji padałem na łóżko. Rano poduszka była brudna. Wracam ze śniadania i słyszę komentarz pań sprzątających:

– Patrz, jaka kurwa wlazła mu do łóżka, nawet sobie szminki nie zmyła...

Przez jakiś czas byłem atrakcją ludzi we wsi, gdzie kupiłem dom. W każdą niedzielę było tak, że najpierw szli na mszę, potem kuknąć na Stuhra i do domu na obiad. Na szczęście już im się opatrzyłem.

Czasem bywa, że się wycofuję, aby nie zabierać innym należnego im miejsca. Kiedy na przykład odbierałem profesurę z rąk prezydenta Lecha Wałęsy, miała miejsce charakterystyczna sytuacja. Było nas około trzystu osób stojących w dwóch rzędach. Obok mnie stał Krystian Lupa, który dosłownie mdlał.

– Kurwa, ja nie mogę stać w szeregu – jęczał mi do ucha.

– Widać, że w wojsku nie byłeś – komentowałem.

I tak po kolei, po kolei, każdy z nas podchodził do prezydenta. Potem Mieczysław Wachowski zaprosił do drugiej sali, gdzie można było zrobić sobie zdjęcie z Wałęsą. Stanąłem z boku, a ludzie po zdjęciu z prezydentem zaczęli podchodzić do mnie.

– Z panem też by można? – pytali.

I nagle widzę, że koło mnie gromadzi się więcej osób niż przy Wałęsie. Zaproponowałem, abyśmy przeszli w inne miejsce. To jest przyczyna, że czasem wolę gdzieś nie pójść i się nie pokazywać. Jak to się mówi w filmie: by nie ukraść komuś sceny.

Najlepiej się czuję, kiedy mogę podpatrywać ludzi. Lubię to robić, a ta przyjemność łączy się z ciekawością zawodową. Lecz kiedy już jestem zauważony, spuszczam wzrok, bo ludzie przestają być autentyczni, coś udają, szpanują przede mną. Dlatego dobrze mi za granicą, odżywam jako anonimowy człowiek w tłumie. Choć i tam bywa różnie. Nie zapomnę, jak chodziłem po gazety w miejscowości Cefalù na Sycylii. Dziura, a tu nagle ktoś do mnie się odzywa:

– O, pan Stuhr idzie! Wszystkie pana filmy widziałem.

Ale to musiał być prawdziwy koneser. Poza tym we Włoszech reakcja na osoby znane opiera się w dużej mierze na podziwie dla kogoś, kto umie takie rzeczy, których oni nigdy w życiu by nie umieli. Zaśpiewać jak Maria Callas to niewielu potrafi. Zagrać jak Vittorio Gassman też mało kto...

W Rosji również spotykam się z entuzjastycznymi reakcjami. Wieczorki autorskie trwają tam przez wiele godzin. I padają fundamentalne pytania:

*– Gospodin Stuhr, skażycie: kak żyt'?*[17]

I jak takim odpowiedzieć? Czy ja Dostojewski jestem?...

Oczywiście ten szacunek do artystów ma swój kontekst feudalny. Bałwochwalcze podejście, jak do cara i batiuszki. Bywa też śmiesznie. Niedawno jakiś facet złapał mnie na Arbacie:

*– Wy dwa. Daniel Olbrychski – on takoj gieroj. A ty takoj nasz liubimyj PAREŃ!*[18]

I dawaj w niedźwiedzia...

---

17 Panie Stuhr, proszę powiedzieć: jak żyć?

18 Jest was dwóch. Daniel Olbrychski – on taki bohater, a ty nasz ukochany synek!

A w Polsce... Jak pisał Mrożek w liście do Lema: „Polak Polaka albo pierdoli, albo certoli. Niczego pośredniego nie ma". No właśnie.

Nie założyłem sobie Facebooka ani Twittera – żeby pozostać gdzieś nieuchwytnym. Co jakiś czas muszę pojawić się w szpitalu na okresowych badaniach. Umawiam się z lekarzami o godzinie dwudziestej drugiej, kiedy pacjenci już śpią. Rano jestem wieziony na zabieg jako pierwszy – wszystko, abym mógł zachować trochę intymności. A wciąż o tę intymność muszę walczyć.

Najgorszym wrogiem są tabloidy, żerujące na znanych ludziach niczym drapieżniki. Tylko czekają, żeby noga się komuś powinęła. Oczywiście ktoś chce to czytać, oczywiście ktoś te zdjęcia chce oglądać... Popyt jest. Na tym polega natura strasznych mieszczan z wiersza Tuwima.

Od rana bełkot. Bełkocą, bredzą
Że deszcz, że drogo, że to, że tamto.
Trochę pochodzą, trochę posiedzą,
I wszystko widmo. I wszystko fantom.
(...)

Jak ciasto biorą gazety w palce
I żują, żują na papkę pulchną,
Aż papierowym wzdęte zakalcem,
Wypchane głowy grubo im puchną.

I znowu mówią, że Ford... że kino...
Że Bóg... że Rosja... radio, sport, wojna...
Warstwami rośnie brednia potworna[19].

Straszni mieszczanie głodni są kłamstw, więc tabloidy wypisują kłamstwa, których nie ma jak zdementować. A wszystko oparte na pogardzie. Niby jest się na świeczniku, niby jest się idolem, lecz kiedy tylko ten znany spróbuje „podskoczyć", natychmiast okazuje mu się najdalej idącą pogardę. Dlaczego? Myślę, że przyczyn zjawiska, podobnie jak w Rosji, należy szukać w dawnych różnicach społecznych. Z tym że w Rosji przeważa mentalność niewolnicza, a w Polsce buntownicza. Jak stwierdził klasyk w *Weselu*: „Pon jest taki – a jo taki". Najłatwiej bowiem odmienność drugiego pokazać, demonstrując mu pogardę. Na tym niby ma polegać demokracja – równość objawiająca się wzgardą do tych, którym, jak się wydaje, jest za dobrze.

Kiedy w 1969 roku Kobiela miał wypadek samochodowy, na przystanku autobusowym dwie kobiety tak komentowały:

– A wie pani, że ten aktor, Kobiela, miał wypadek samochodowy?

– Tak? I co?

– Umarł.

---

19 Julian Tuwim, *Mieszkańcy*, 1933.

– Na biednego nie trafiło...

To jak z przysłowiową krową sąsiada. Módlmy się, żeby zdechła.

A oto moja przykładowa historia. Zostałem zaproszony jako gość honorowy klubu sportowego „Korona", którego dziadek Oskar był przed wojną prezesem. Na bankiecie wznosiłem toast kieliszkiem wina. Starczyło, że usta zwilżyłem trunkiem, kiedy zaroiło się wokół mnie od fotoreporterów. Nawoływali:

– Panie Jerzy, proszę spojrzeć w tę stronę! Jeszcze tu! Teraz w moją stronę!

Uśmiechnięci, sympatyczni. A gdy wychodziłem z bankietu, ruszyli za mną chyłkiem, by pstrykać zdjęcia z ukrycia, kiedy wsiadałem do samochodu. Już bez sympatycznych nawoływań. Teraz już po to, aby następnego dnia mieć newsa, że Stuhr po zakrapianej imprezie siada za kierownicą. Straszni mieszczanie już czekają na żer!

Z troską patrzę też na jednodniowych celebrytów, ludzi wyciągniętych z tłumu, którzy nagle znajdują się na ustach wszystkich. Stają się celebrytami po rodzinnej tragedii. Kiedy matka zabija swoje dziecko albo dziewczyna wyskakuje z okna w południowym kurorcie. Pojawia się celebryta detektyw, pojawiają się prokurator i minister w celebryckich pozach. Snują swoje przypuszczenia przed kamerami, a dziennikarze warują pod drzwiami najbliższych. Ci, pogrążeni w żałobie, zaczynają udzielać wywiadów w jakiejś szaleńczej nadziei, że to im pomoże. Nie, to im nie pomaga! To ich jeszcze bardziej pogrąża. Spekulacje narastają niczym kula śniegowa. Coraz więcej przypuszczeń i podejrzeń. Rodzina zaczyna być oskarżana o to, że na swoim nieszczęściu chce zbić kapitał... Patrzę na to z przerażeniem, bo wiem, jak bardzo może to ich skrzywdzić. A przecież już przeżywają tragedię. Rozgrywa się spektakl nekrofilii, na który oni nie są odporni. Mówią do kamery, bo chcą się bronić. Próbują zaprzeczyć kłamstwom. A dzieje się dokładnie na odwrót. Kto im uwierzy? Straszni mieszczanie?! Oni wierzą tylko w to, w co chcą uwierzyć. Myślę, że jedynym ratunkiem dla tych rodzin jest milczenie – za cenę straszliwych kłamstw i domysłów gawiedzi. Ale mimo wszystko milczenie.

Tę metodę obrałem wobec agresywnego sąsiada u mnie na wsi. On tylko marzy, żebym mu się odszczeknął. Wtedy jest w żywiole, znowu może pokrzyczeć o Żydach i wariotach, którzy do mnie zjeżdżają. Kiedy natrafia na milczenie, nie wie, co z tym ma zrobić.

Nie chcę jednak w tak pesymistycznym tonie kończyć bajki o smoku popularności. Bo on ma wciąż dwie głowy. I w moim przypadku coraz częściej pokazuje tę dobrą. Być może przyczyniła się do tego moja choroba. Być może ludzie doceniają szczerość – że mam odwagę mówić to, co myślę. I że mówię w ich imieniu.

Niedawno podeszła do mnie pani z różą i powiedziała:

– Dobrze, że pan jest.

# Rozdział XV

# Najważniejsza rola życia

Jestem zdrowy? Nie, nigdy tak nie powiem. Mogę powiedzieć, że w tej chwili świetnie się czuję, co nie znaczy, że za godzinę będę czuć się równie dobrze. Jestem przygotowany na to, że choroba może wrócić. A ja jej powiem:

– Wróciłaś, kochanko ma.

Choroba to najgroźniejszy smok mego życia.

Zawał serca dopadł mnie tuż po czterdziestce. Jak Włodzimierza Wysockiego – on walkę z sercem przegrał... Nagle przekonałem się, jak niewiele trzeba do przekroczenia tej cienkiej granicy pomiędzy życiem a śmiercią. Jak ważny jest oddech – wdech, wydech, każde uderzenie serca. Wsłuchiwałem się w swój organizm niczym w skomplikowaną maszynerię, której tak naprawdę nie znam i nie rozumiem, a która może zaskoczyć mnie w każdej chwili. Dobitniej jeszcze przekonałem się o tym w szpitalu, gdzie na moich oczach umierali ludzie. Leżałem z pięćdziesięciokilkuletnim panem na sali, który pewnego ranka spojrzał na świat radośnie i oświadczył:

– Dzisiaj czuję, że zaczynam zdrowieć!

W południe już nie żył... Wpadłem w panikę. Jeśli on, to przecież ja też... Lekarz przyszedł i zaczął tłumaczyć, że u tego pacjenta sprawa była powikłana. Nie tylko serce, ale też cukrzyca, nerki – wszystko razem doprowadziło do zgonu. Ja jednak zrozumiałem, że pani z kosą może dopaść i mnie.

Jako pacjent kardiologiczny nauczyłem się posłuszeństwa. Zawierzyłem lekarzom i stosowałem się do ich wszystkich zaleceń. I postanowiłem, że na ile dam radę, na tyle będę chorobie stawiać opór. To znaczy: przyjmuję do wiadomości, że jestem chory. Oswajam tego smoka choroby, a potem staram się go pokonać, ze świadomością, jak silny to przeciwnik. Mam taką naturę, że od razu pytam:

– Dobra, co trzeba robić?

Staję w blokach startowych i strach wyrzucam z siebie, zabijam – jak u Witkacego w *Szalonej lokomotywie*. Marek Grechuta o tym śpiewał:

Zabij ten lęk
On się mży jak ćma w noc ciemną
On patrzy i rodzi to
Czego już maską nie pojmiesz[20]...

---

20 Marek Grechuta i Jan Kanty Pawluśkiewicz, *Szalona lokomotywa według Witkacego*, 1977.

Kiedy wyszedłem ze szpitala w Rabce, lekarze zaczęli wysyłać innych pacjentów na pobliski kort tenisowy, gdzie grałem. I tak dzieje się do dzisiaj. Wysyłają pacjentów ze słowami:

– Proszę iść na kort i popatrzeć na pana Stuhra. Biega z rakietą, a kiedyś leżał u nas.

Moje serce już nigdy nie będzie zdrowe, ma ubytek. Muszę regularnie poddawać się okresowym badaniom. I zabijać w sobie ten lęk, że serce odmówi posłuszeństwa w najbardziej nieodpowiedniej chwili – na scenie, w samolocie, w orientalnym kraju, gdzie nie wiadomo, na jakim poziomie jest służba zdrowia...

Stoję za kulisami, przede mną dwie godziny *Kontrabasisty* – a jak mnie złapie zawał?... Ale mam taką naturę, że prę, czasem nawet nieświadomie, do wypróbowania granic wytrzymałości organizmu. Pamiętam, jak było ze spektaklem *Zbrodni i kary* – niezwykle wyczerpującym fizycznie. Dopiero wróciłem do pełni sił po zawale, a tu pada decyzja: jedziemy z przedstawieniem do Meksyku. Warunki ekstremalne, miasto Meksyk leży 2240 metrów n.p.m., co łączy się ze spadkiem ciśnienia, do tego inna strefa czasowa – dla sercowca zabójcze. Mogłem odmówić, a jednak się zgodziłem.

W moim przypadku smok choroby sercowej jest wyjątkowo podstępny, bo bezobjawowy. Nic mnie nie boli, nie duszę się, nogi nie puchną, na próbie wysiłkowej niby wszystko w porządku, nawet jak na swój wiek przechodzę tę próbę nadspodziewanie dobrze, a na koniec w badaniach jednak coś niepokojącego może wyjść. Paradoksalnie ludzie najbardziej boją się nowotworu. A prawda jest taka, że sercowa choroba to jeszcze większy strach. Ten smok czai się za węgłem i napada znienacka.

Choroba sercowa nauczyła mnie, że trzeba mieć nadzieję. Czepiać się każdej optymistycznej wiadomości, nawet jej cienia... Walczyć o wyjście ze smugi cienia.

A potem nadszedł dużo potężniejszy cios – choroba Marianny, u której zdiagnozowano guzka na trzecim kręgu szyjnym. Idąc z nią korytarzami Centrum Onkologii w Gliwicach, modliłem się:

– Boże, niech tak choroba przejdzie na mnie. Ja już sobie pożyłem, a przed tym dzieckiem dopiero całe życie...

Jako aktor niestety widzę więcej. Jeśli lekarz patrzy mi prosto w oczy, wiem, że jest nieźle. Jeśli ucieka wzrokiem, niedobrze... Siadamy w gabinecie i słyszę:

– Czy mogę z panem porozmawiać na osobności?

No, to już bardzo źle... Pada propozycja operacji. Ryzyko potężne. Starczy, aby o jedną dziesiątą milimetra skalpel się obsunął, a Marianna może być na całe życie sparaliżowana.

Poszedłem wyspowiadać się do księdza Bryły. W klasztorze norbertanek ma śliczne mieszkanko z widokiem na Wisłę i Wawel. Sam bym tak chciał mieszkać... Wchodzę do księdza i widzę na stole ciasta różnego rodzaju.

– Z jakiej to okazji? – pytam.

– Do Ojca Świętego jadę, a on lubi szarlotkę...

Opowiedziałem o naszym nieszczęściu. Na co ksiądz Bryła:

– Powiem Ojcu Świętemu...

I pojechał do Watykanu. W tym czasie Marianna przeszła operację. Z powodzeniem! Po czym ksiądz Bryła dzwoni:

– Powiedziałem Ojcu Świętemu podczas obiadu. Ojciec Święty odłożył sztućce i pomodlił się za pana córkę.

Kiedy zaczął się proces kanonizacyjny Jana Pawła II, mówiłem do Marianny, że powinna świadczyć u księdza Sławomira Odera, postulatora tegoż procesu. Ale ona ma dosyć sceptyczne podejście do Kościoła. Ja natomiast uważam, iż można być niewierzącym, niczemu to nie przeszkadza – jeśli ktoś modli się za ciebie, będzie wysłuchany. To kwestia przekazywania pozytywnej energii. A zresztą, jak mawiał ksiądz Tischner o Jacku Kuroniu:

– Nie jest najważniejsze, czy Kuroń wierzy w Boga. Znacznie ważniejsze jest to, że Bóg wierzy w Kuronia.

Nadchodzi 2011 rok. Marianna powiadamia nas, że spodziewa się dziecka. Cudowna wiadomość! Są wakacje, z Basią jedziemy na Sycylię. Morze, słońce, plaża, a ja... mam coraz większe problemy z przełykaniem. Dochodzi do tego, że już całkiem nie jestem w stanie jeść. Basia bierze sprawy w swoje ręce. Podejmuje decyzję o powrocie do domu.

Najpierw była laryngologia w krakowskim szpitalu wojskowym. Chodziłem na laboratoryjne zabiegi. Przez miesiąc nie działał aparat, którym można by zrobić dogłębne badania. Lekarz nie mógł ocenić dokładnie, w czym problem, a ja też tak nie nalegałem. Typowy błąd ludzki – odsunąć od siebie chorobę. Po miesiącu okazało się, że to guz w przełyku.

Marianna kupiła mi w prezencie zeszyt, na którego okładce była reprodukcja psałterza z bizantyjskim krzyżem. Napisała piękną dedykację, że ten krzyżyk przyniesie mi szczęście i pomoże napisać piękny tekst, a ona da mi takie samo wsparcie, jakie ja dałem jej te kilka lat wcześniej.

Z tym zeszytem pojawiłem się w Gliwicach, w tej samej klinice, w której kiedyś leżała Marianna...

10 października 2011 roku zanotowałem w zeszycie: „Po raz kolejny zaczynam wszystko od nowa. Tym razem jest to poważna walka o życie. Teraz nie ma już moich dokonań, uznania u publiczności, pozycji, popularności. Jestem tylko ja i choroba. I jest jeszcze moja żona Basia. Poświęciła mi się całkowicie. Choruje razem ze mną". Tak to wyglądało – walka zaczęła się na trzech

frontach jednocześnie. Lekarze robili swoją robotę, Basia swoją, a ja swoją. Musiałem zacząć sam sobie pomagać, czyli poprzestawiać sobie myślenie. Zwłaszcza że onkolodzy radzą pacjentom, aby nie mieli zbyt dużej nadziei. Są ostrożni. Był nawet etap, że uznali mnie za przypadek paliatywny i tylko chcieli pomóc godnie umrzeć... W takiej sytuacji chory musi sobie wypracować nadzieję. Czekać na motyla nadziei – jak pisał Aleksander Sołżenicyn w *Oddziale chorych na raka*. A wiedział, co pisze, sam to przeszedł.

I nie wolno pytać lekarzy, jak długo to potrwa, kiedy się wyzdrowieje. To najgłupsze w tej sytuacji pytanie. Niestety, ja też je zadawałem. A lekarz nigdy nie jest w stanie powiedzieć ile. Miesiąc, rok, trzy lata?... To wróżenie z fusów, czysta szarlataneria. Lekarz wie, jaką należy podać chemię i jakie szkody ta chemia może wyrządzić w organizmie. Że paść mogą wątroba i nerki. Że wciąż trzeba kontrolować krew, bo grozi anemia. Że pacjent będzie czuł się podle. Może mieć wymioty, problemy z wypróżnieniem i straci włosy. Będzie przymulony – bez dobrego kontaktu ze światem. To lekarz wie. Ale strategię powrotu do życia chory musi sobie wypracować sam. Od lekarzy słyszałem, że w przypadku tego typu nowotworu jest 70 procent umieralności. A więc sam sobie musiałem wmówić, że jestem w tych 30 procentach, które z choroby wychodzą. I – co szalenie ważne – musi przy chorującym być bliska osoba! Bo jest aniołem stróżem, przyjacielem, pocieszycielem, jest życiem, do którego śmiertelnie chory wyciąga rękę. A w chorobie nowotworowej człowiek ma ogromne poczucie samotności. Musi z kimś się tym dzielić. Pani doktor mówiła, że mam wspaniałą żonę, bo przychodzi do mnie i rozmawiamy o chorobie. Zapytałem:

– A co w tym dziwnego?

Odpowiedziała, że do szpitala przychodzą żony, które boją się spotkać z mężami. Bo nie wiedzą, o czym z nimi rozmawiać. Myślą, że przez rozmowę chory jeszcze bardziej się rozchoruje. Jest nawet taki lęk ludzki – że można się rakiem zarazić...

Nowotwór to coś zupełnie innego niż choroba serca. To bardziej intymna wersja choroby. Rak się tli, powoli, ale konsekwentnie. Pełznie przez organizm cichutko. Człowiek chodzi, pracuje, niby żyje, a z dnia na dzień gaśnie. W takim stanie liczy się każdy promień nadziei.

Lekarze kolejno walnęli we mnie siedmioma chemiami. Basia wciąż siedziała w internecie i grzebała w informacjach dotyczących mojej choroby. Konsultowała się z każdym, kto coś na ten temat wiedział lub sam tego doświadczył. Naczytała się setek stron, podczas gdy ja nawet nie miałem ochoty wiedzieć, jak nazywa się ten typ nowotworu. Po co? Nadmiar wiedzy nie jest potrzebny wierze. Bo to była wiara. Uwierzyłem, że jestem chory, i mocno wierzyłem w to, że tego smoka choroby pokonam.

Pani doktor powiedziała mi:

– Pięknie, tylko że w tej chorobie oprócz woli i wiary trzeba mieć szczęście.

To zacząłem modlić się o szczęście. Do każdego dnia podchodziłem jak do pola minowego. Przeszedłeś metr? Super! Miałeś szczęście. Przeszedłeś kolejny metr? Znaczy, że szczęście jeszcze cię nie opuściło. I podziękuj za to!

W pewnym momencie Basia zawiozła mnie do znachora w Dąbrowie Górniczej. To było małżeństwo. Kobieta przykładała ręce, a jej mąż siedział skupiony, nawet nie patrzył, tylko coś do niej mruczał. Ona była medium, poprzez które on czytał mój organizm. Nie wierzyłem w te sztuczki, zastanawiałem się, gdzie ta Basia mnie wysłała... Ale na kilku sesjach byłem.

– W sumie co mi to szkodzi? – zastanawiałem się.

Przecież jednocześnie stosowałem się dokładnie do wszystkich zaleceń lekarskich. Po kolejnej sesji znachor popatrzył na mnie po raz pierwszy i mówi:

– Pan tam już nic nie ma.

Nie wiedziałem, czy mogę mu wierzyć. Ale dał mi nieprawdopodobną siłę.

Pomyślałem: „To teraz biorę się za życie...".

Najtrudniejsze w chorobie nowotworowej jest zmobilizowanie się do walki. A największym wrogiem tej mobilizacji jest ból. Kiedy bolało, przestawało się chcieć. Najpierw jest ból nowotworowy, potem ten związany z procesem leczenia, dużo gorszy. Nie zdawałem sobie sprawy, że mam prawo do leków przeciwbólowych. Dlatego teraz głośno o tym mówię i o to walczę w naszym stowarzyszeniu Unicorn. Pacjenta nie musi boleć!

Moja mobilizacja to były codzienne próby przeżycia dnia godnie. Co wcale nie jest takie proste. Choroba uczy pokory – tego stanu niezwykle ważnego dla artysty, żyjącego na świeczniku, otoczonego tłumami, które zaspokajają jego narcyzm. W jednym momencie świat przewraca się do góry nogami. Dopiero szło się czerwonym dywanem, dopiero podpisywało się książkę dla stojących w długiej kolejce, aż tu nagle... Leży się w wymiotach i krwi. Pielęgniarki przynoszą szpitalną wytartą piżamę na zmianę, bo nasza jest zapaćkana. Rano trzeba odpowiedzieć na pytanie, czy był stolec, stanąć grzecznie w kolejce do zastrzyku, pozwolić się oglądać studentom medycyny podczas obchodów. Słowem – na nowo trzeba stać się równym ze wszystkimi. Były momenty, że płacz miałem na końcu nosa, a nigdy wcześniej nie byłem skłonny do płaczu. Ani podczas narodzin moich dzieci, ani podczas pogrzebów najbliższych. A tu zaczęła łapać mnie słabość, która napędzała łzy. Tą słabością było upokorzenie. Zawsze bałem się tego stanu. W szpitalu szczególnie może człowieka dopaść. Pokora to dobry stan. Upokorzenie – to co innego.

Instynktownie wiedziałem, że trzeba nadać sobie pewien rytm, styl i cel. Rytmem był dziennik czasu choroby, który starałem się wypełniać zapiskami regularnie. Stylem – zapięta kamizelka. Kiedy chciałem wyjść na korytarz, wkładałem spodnie. Choć piżama była przecież normą, to jednak miałem poczucie, że mnie „nie wypada", że nie wolno być rozmemłanym. Tak przecież uczył mnie ojciec. Celem stała się moja wnuczka Lenka, która miała przyjść na świat w kwietniu 2012 roku, w okolicach moich sześćdziesiątych piątych urodzin. Przyrzekłem sobie, że wraz z jej narodzinami rozpocznie się dla mnie nowe życie.

Największym odkryciem mojej choroby było to, że tyle osób mnie lubi. Codziennie dostawałem porcję listów, esemesów, maili i modlitw. Dostałem wiadomość od księdza Jacka Stryczka, że w mojej parafii, gdzie byłem chrzczony, u Świętego Józefa w Podgórzu, będzie msza w mojej intencji. Nagle dzwoni znajomy rabin z Tel Awiwu, kiedyś główny rabin Krakowa. I mówi, że jak przyjedzie, chce się spotkać, aby pomodlić się za mnie. Dostaję maila od buddystki z Bielska: „Będę medytować za pana". Pastor z Cieszyna daje znać Basi, że będzie się za mnie modlić. Paulini w Częstochowie też odprawili mszę...

Stałem się żywym dowodem ekumenizmu!

Wtedy pomyślałem:

– Przecież nie mogę tych wszystkich ludzi zawieść. Muszę żyć!

Do dzisiaj zresztą tak myślę:

– Przecież to by była tragedia w n
gdyby w gazecie „Fakt” przeczytali, że zı
stem w szpitalu...

To świadoma prowokacja. Tak m
los prowokuję, bo na tym właśnie polega n
bilizacja, ciągły stan napięcia potrzebny do
Basię niekiedy tym złoszczę. Mówi wtedy, ż
przestał, bo to bluźnierstwo. Na początku ch
kazałem odnowić nasz rodzinny grobowiec. T
kiedy tam chodzę, to żartuję:

– Pieniądze wyrzucone na marne...

Basia nie może tego słuchać. A ja tak musz
– strach przekuwać w śmiech.

Krysia Janda zapytała mnie kiedyś:

– Myślałeś wtedy o śmierci?

– Ani przez moment, ale byłem przygotowany.

Słuchałem lekarzy, przyjmowałem chemię po chemii, pisałem dziennik, a wokół mnie umierali ludzie – mniej lub bardziej znani albo całkiem nieznani. Czas mojego pobytu w szpitalu to śmierć moich przyjaciół: Leona Cackoffa, Pietra Marchesaniego i Eli Kurkowskiej, ludzi wielkich jak Václav Havel, Wisława Szymborska i Adam Hanuszkiewicz, i ludzi anonimowych, ze szpitalnych łóżek obok mnie.

Słuchałem lekarzy, przyjmowałem chemię i... zacząłem o tym głośno mówić. Udzieliłem wywiadu dla „Vivy”. Nagle okazało się, że ludzie tego słuchają i chcą słuchać. A przecież nie byłem pierwszy. Już wielu o swojej chorobie opowiadało. Na czym więc polegała różnica? Oni opowiadali o chorobie przebytej. Ja mówiłem w czasie teraźniejszym. Byłem chory i miałem wiarę, nie wiedząc przecież, jak to się skończy. Moja publiczna wypowiedź była wyznaniem wiary i nadziei. Czymś niezwykle ludziom potrzebnym. Nagle rozdzwoniły się telefony z różnych stacji telewizyjnych, radiowych i redakcji przeróżnych pism. Wszyscy chcieli moich wypowiedzi. Powiedziałem „stop". Nie mogłem stać się medycznym celebrytą. A tak by się właśnie stało.

W szpitalu zaczęli do mnie przychodzić pacjenci po autografy. Raz wieczorem zapukała nastoletnia dziewczyna. Leżała na tym samym piętrze. Madzia, spod Wadowic. Podpisując, zupełnie bezwiednie, nawet na nią nie patrząc, powiedziałem:

– Wiem, że wyzdrowiejesz...

To był impuls.

Następnego dnia lekarze pytali, co ja jej takiego powiedziałem, bo dziewczyna ożyła w mgnieniu oka. Dostała apetytu, chciała iść na rehabilitację. Trzy lata później dostałem od niej list. Zdała maturę i dostała się na studia prawnicze w Krakowie.

Nie, nie. Nie jestem prorokiem ani szamanem. Ale zrozumiałem, że moja choroba jest po coś. Że mogę innym dawać nadzieję.

Moja wnuczka Lenka urodziła się 20 kwietnia 2012 roku. Jak przyrzekałem, zacząłem życie od nowa. A Basia poddała mi świetną myśl, abym napisał w punktach, co dobrego dała mi choroba. Wyszło mi dziesięć punktów. Dziesięć dobrych smoków.

Choroba nauczyła mnie pokory. Nauczyła mnie tolerancji. Nauczyła cierpliwości w cierpieniu. Nauczyła słuchania i wykonywania poleceń. Uzmysłowiła mi, że znając źródło i przyczynę, mniej odczuwa się ból. Ukazała mi piękno życia. Uświadomiła, jak jestem kochany przez najbliższych. Pokazała, jak wielu ludzi mnie lubi. Schudłem ponad dwadzieścia pięć kilo, dzięki czemu pozbyłem się nadciśnienia i wysokiego cholesterolu. No i – choroba sprawiła, że najpiękniejszym słowem w moim słowniku stała się nadzieja.

Z czasem dopisuję kolejne punkty. Na przykład ten, że choroba dała mi energię. W ciągu ostatnich pięciu latach zrobiłem trzy razy więcej niż w przeciągu poprzednich dwudziestu lat. A skąd taki przypływ energii? Z tej świadomości, że w każdej chwili moje życie może być przerwane, więc trzeba korzystać z tego, co dostaje się od życia na co dzień.

Jesienią 2012 roku mój dziennik choroby, pod tytułem *Tak sobie myślę...*, został wydany w Wydawnictwie Literackim. Nie jest to opowieść o chorobie, ale o tym, jak się z niej wraca. I nagle okazało się, że dziennik stał się lekturą nadziei dla innych chorujących. Że dzwonią do mnie lekarze i mówią, że to obowiązkowa lektura terapeutyczna dla ich pacjentów. Lektura zaczytana tak, że wręcz muszą książkę trzymać na łańcuchu. Pytałem:

– Ale na jakiej zasadzie to działa?

– Idę do pacjenta z tą książką – opowiadał lekarz – i mówię: „Ten gość był dwa razy ciężej chory niż pan i przeżył. Ale jemu chciało się wstać, przeczytać gazetę, obejrzeć film, wziąć pióro i coś napisać. Proszę, tu jest data, kiedy pisał. A pan leży jak Łazarz".

W 1999 roku powstało w Krakowie stowarzyszenie Unicorn. Chciano coś zrobić dla krakowskiej onkologii. Zostaliśmy z Basią w ten projekt wciągnięci. Początkowo mieliśmy wielkie plany – chcieliśmy budować szpital. Nie udało się, ale pojawił się pomysł: trzeba szukać alternatywnych dróg pomocy dla ludzi chorych na raka. Zaczęli zgłaszać się psycholodzy i ludzie związani z onkologią. W ten sposób narodziła się psychoonkologia.

Basia zajęła się w Unicornie działalnością kulturalną. Organizuje chorym taki dom kultury, nazwany po prostu Klubem. Zabiera ich do teatru, na koncerty, wystawy, podsuwa książki, organizuje spotkania z artystami i w ogóle ciekawymi ludźmi. Chorzy przychodzą z rodzinami i znajomymi, ważne bowiem jest, aby czuli się komfortowo, bezpiecznie – aby nie byli wyalienowani.

Ja chodzę po szpitalach. Zaczęło się od tego, że lekarze zgłaszali się do mnie z prośbą o rozmowę z pacjentami. Przekonywali:

– Panie Jerzy, oni bardziej pana wysłuchają niż nas.

Albo: – Dam pacjenta do telefonu. Proszę mu coś powiedzieć. On nie chce żyć...

Często mówię: – Pomyśl, że już nigdy nie będzie tak, jak było. Oswój tę myśl. I nie bój się...

Bywa, że jestem na pozycji przegranej. Raz wszedłem do sali, gdzie leżała nastoletnia dziewczyna w ciąży. Nie wiedziała, kto ja jestem, nie chciała rozmawiać. Wycofałem się, poczułem, że nie mam prawa jej wciskać czegokolwiek na siłę. Od lekarza usłyszałem, że ona nie chce żyć. Czułem, że nie chce i że ja nic tu nie mogę zrobić.

Zacząłem chodzić po szpitalach dziecięcych – w Krakowie, Warszawie i Wrocławiu. Przy tych dzieciach są rodzice, chorują razem z nimi. Przeważnie matki. Wchodzę do sali i widzę na twarzach tych kobiet udrękę, mimo że starają się to ukrywać. W Warszawie wszedłem do sali w dziecięcym szpitalu onkologicznym. Leżał chłopczyk, może ośmioletni, po operacji płuc. Jego mama prosi:

– Niech mu pan coś powie Osiołkiem...

Widzę, że mały się śmieje. Ale ma blizny, to go boli. Grymas bólu zamienia mu się w śmiech, niesamowita mimika. Naprzemiennie ból, śmiech, ból, śmiech. Przerywam i pytam:

– Mam mówić dalej? Bo widzę, że cię boli.

A on kiwa głową, że tak, mam mówić.

Biorę udział też we wspaniałej inicjatywie Mam Marzenie, spełniającej marzenie chorych dzieci. Dziewczynka napisała, że chciałaby mieć płytę z głosem pana Stuhra. Nagrałem płytę tylko dla niej – z zagadkami. Teraz współpracujemy z fundacją Urtica Dzieciom. Przysyłają do Unicornu dzieci na tygodniowe turnusy. W programie zwiedzanie Krakowa, dla rodziców porady psychoonkologiczne, o dietach, odpowiednich gimnastykach rehabilitacyjnych. I ja przychodzę, aby dzieciom poczytać bajki lub pozadawać zagadki.

To moje ciągłe współżycie ze światem choroby. Nie jest łatwo. Trzeba wypracować sobie sposób przyjmowania na siebie cudzego nieszczęścia. A tego nieszczęścia jest naprawdę dużo... Lecz podchodzę do tego jak do misji. Zawsze miałem potrzebę mówienia. To mówienie do ludzi leżało u podstaw mojego bytowania. Jestem wręcz przekonany, że to mój obowiązek. Jak pisał Jan Paweł II w *Liście do artystów*: „Kto dostrzega w sobie tę Bożą iskrę, którą jest powołanie artystyczne – powołanie poety, pisarza, malarza, rzeźbiarza, architekta, muzyka, aktora... – odkrywa zarazem pewną powinność: nie można zmarnować tego talentu, ale trzeba go rozwijać, ażeby nim służyć bliźniemu i całej ludzkości”[21].

21 Jan Paweł II, *List do artystów*, 4 kwietnia 1999, Watykan.

Służę swoimi zdolnościami na scenie i przed kamerą. I służę ludziom chorym. Jeżeli nic na tym świecie nie dzieje się przypadkiem, to znaczy, że i moja choroba była po coś. Pozwoliła mi na odegranie największej roli w życiu.

* * *

Właśnie skończyłem siedemdziesiąt lat. Przygotowuję się do starości. Wciąż mam wielką ochotę na życie, lecz teraz zmieniła mi się perspektywa. Świat zacząłem inaczej doświadczać. Zrywając kartkę z kalendarza, wiem, że czasu nie wyprzedzę. Muszę mu się podporządkować. Ale i tak uważam, że jest dla mnie łaskawy. Chyba mogę nawet powiedzieć, że jestem szczęściarzem. Tak, to będzie najlepsze podsumowanie opowieści o smokach mojego życia. Tych dobrych i tych złych. Pewnie złych było więcej – na tym polega natura życia. Lecz jako szczęściarz mogę zapewnić:

Proszę Państwa, smoka pokonać trudno, ale starać się trzeba.

# Spis treści